免疫與疾病的科學

慢性發炎預防訣竅與新型治療方法

宮坂昌之、定岡惠　著
藍嘉楹　譯

晨星出版

前言

美國德州大學的詹姆士・艾利森教授與京都大學的本庶佑特別教授憑藉著「發現抑制免疫反應的蛋白質」以及「以前項為基礎開發了劃時代的抗癌藥物」，在二〇一八年共同榮獲諾貝爾生理醫學獎。想必各位對此事還記憶猶新吧。

那麼，免疫究竟是什麼呢？抑制免疫反應又是什麼意思呢？

首先說明何謂免疫。如同字面上的意思，免疫就是「免除疫病威脅」，也就是「不會生病」。我們對免疫反應最常見的認知是身體為了避免生病所產生的反應。但事實上，免疫反應不僅對我們的身體發揮正面的影響，也可能造成危害，過敏即為最具代表性的例子。有些人對花粉和粉塵的免疫反應過剩，就會飽受淚水和鼻水齊流、打噴嚏等惱人的過敏症狀所苦。另外，說到自體免疫疾病，類風濕性關節炎便為其中之一。患者的身體對自己的組織產生免疫反應，發燒、各個部位感到疼痛等症狀相應而生。總而言之，免疫反應大多對身體有所助益，但也有產生危害的時候。

當病原體等異物入侵體內，刺激了免疫系統時，體內負責防禦的白血球，在被入侵的部位受到刺激後會製造出各種物質。接著，這些物質會促進防禦機制作用，活化了白血球中的樹突狀細胞和淋巴球等特殊細胞，不斷擴大免疫反應，讓消滅病原體的抗體和細胞在全身循環、執行任務。如果順利擊退病原體被，免疫反應會逐漸減退，於是，乍看下身體是痊癒了；但大多數的情況是，體內會留下免疫記憶，等到同樣的病原體再次入侵時，能夠立刻將之擊退。疫苗也是利用這個原理開發。接種疫苗以及因病原體入侵體內所引起的免疫活化並不會永久持續，一段時間後便會陷入沉靜狀態，原因是我們的體內已存在著負責「踩煞車」的分子和細胞，使免疫反應停止。

二十世紀初期，身體對異物做出的反應被當作單純的「發炎反應」，而白血球（吞噬細胞）則被視為媒介。但是隨著研究不斷進展，我們對白血球也有更多的認識，白血球種類繁多，包括負責吞噬並殺死細菌的嗜中性球和單核球，而嗜酸性球、嗜鹼性球和肥大細胞的工作則是攻擊寄生蟲。另外還有樹突狀細胞，它會將病原體分解後，把碎片呈現給淋巴球，使淋巴球得以活化。換句話說，每一種類型的白血球各司其職，而身體產生各種類型相異的發炎反應，也是因為每一種細胞接受的刺激各有不同。除此之外，目前也證實了發炎反應是免疫反應的第一步。

不僅如此，透過近年來最重要的兩大發現，我們已經知道身體發炎時，不單是白血球，而是全身的細胞都會作動，進一步演變成發炎反應。其次，不僅是病原體這類從體外入侵的異物，膽固醇和尿酸結晶等滯留體內、來自生物體的成分也會引起發炎。在發炎的過程中，因造成發炎的物質種類和分量，使得理應為暫時性的發炎反應久久不癒，再加上體內的防禦機制出現破綻，造成骨牌倒塌般的連鎖反應，最終演變成「慢性發炎」的狀態。

所謂「慢性發炎」的狀態，尚未被一般民眾所知悉，但它已成為全球科學家們熱切關注，並奮身投入的熱門研究對象。因為根據最近的研究，已經證實「慢性發炎」和所有的疾病都脫不了關係。「慢性發炎」本身屬於較為輕微的症狀，所以不容易發覺，但隨著症狀的惡化，卻會成為糖尿病、癌症、動脈硬化、阿茲海默症等各種可怕疾病的元凶，使病程每況愈下。因此歐美把「慢性發炎」稱為沉默的殺手。所以，釐清「慢性發炎」的真相，防止其弊害繼續發生，是現代人邁向健康長壽的必要條件。

有鑑於此，本書利用前半段的篇幅，以淺顯易懂的方式說明發炎的症狀和免疫的機制，接著解說「慢性發炎」的機制。後半段則針對讓現代人飽受其苦的各式疾病與慢性發炎的關係進行說明，包括癌症、肥胖與糖尿病、血脂質異常、心肌梗塞、腦梗塞、肝炎與肝硬化、異位性皮膚炎、氣喘、類風濕性關節炎、老化與失智症、阿茲海默症、憂鬱症、潰瘍性大腸炎、克隆氏症等；且針對各項疾病，介紹以最新的醫學研究為基礎所開發的新型治療法。另外，本書尾聲也會著墨於「慢性發炎」的預防對策。

本書不單適用於對免疫學有興趣的學生和社會人士，也很值得推薦給每一位期望能活得健康、延年益壽的朋友。不過，免疫與發炎的機制相當複雜，涉及的對象非常廣泛。為了彙整眾多知識與資訊，本書使用了大量的插圖與表格，如果閱讀這些輔助資料後還是覺得艱澀難懂，請各位不必過度拘泥於病理、發病機制等，只要掌握大概內容即可。另外，本書除了介紹「慢性發炎」的機制，也針對「慢性發炎」所引起的各種疾病，一一詳述該疾病的治療方法和具體的藥品名稱等實用資訊，對深受其害的患者本人與其家人，與許能發揮些許參考價值。相對地，對於沒有罹患這些惱人疾病的讀者而言，本書資訊或許沒有派上用場的餘地，略過第五章治療法的部分不讀也無妨。此外，比起「慢性發炎」的脈絡，更關心如何預防的朋友，我建議把閱讀重點放在第六章〈有辦法預防慢性發炎嗎？〉就可以了。

如同上述的建議，本書有各種讀法，只要讀者能夠理解，不論怎麼讀，能大致掌握「慢性發炎」這個沉默殺手的真面目與其會對身體造成何種危害，還有如何預防與遏止慢性發炎的方法，將是身為作者的我最大的榮幸。

接下來就請各位跟著我一起航向浩瀚的「免疫之海」，一探「慢性發炎」的究竟，或許就能從中找到健康長壽的祕訣呢。

二〇一八年十二月作者

第1章 慢性發炎是萬病之源

第2章

上演發炎大戲的要角們

2-1 掌管免疫的重要角色——「白血球」

①嗜中性球

②嗜鹼性球、肥大細胞、嗜酸性球

③單核球、巨噬細胞

④樹突狀細胞

⑤NK（Natural Killer）細胞

⑥淋巴球

⑦先天性淋巴球

⑧NKT細胞

2-2 不可忽略的配角們——白血球以外的細胞

2-3 構成組織的環境因子（棲息在生物體的細菌等）

第3章

為什麼會發生慢性發炎？

3-1 掌握危險信號（Danger・Signal）的機制

①先天性免疫系統究竟如何辨識異物呢？
②何謂發炎的幕後黑手——發炎體？
③發炎體與疾病

3-2 爲什麼慢性發炎不會停止，且會持續進行呢？

①為先天性免疫踩煞車的角色
②後天性免疫的煞車角色
③煞車反應的缺陷與疾病

第4章

慢性發炎引起的各種疾病

4-1 癌症

4-2 肥胖、糖尿病

4-3 血脂異常、心肌梗塞、腦梗塞

4-4 肝炎、肝硬化

4-5 異位性皮膚炎

4-6 氣喘

4-7 慢性阻塞肺疾病（COPD）

4-8 特發性肺纖維化（IPF）

4-9 類風濕性關節炎

4-10 老化、失智症、阿茲海默症

第5章 近期免疫研究告訴我們的有效治療法

第6章 有辦法預防慢性發炎嗎？

第1章

慢性發炎是萬病之源

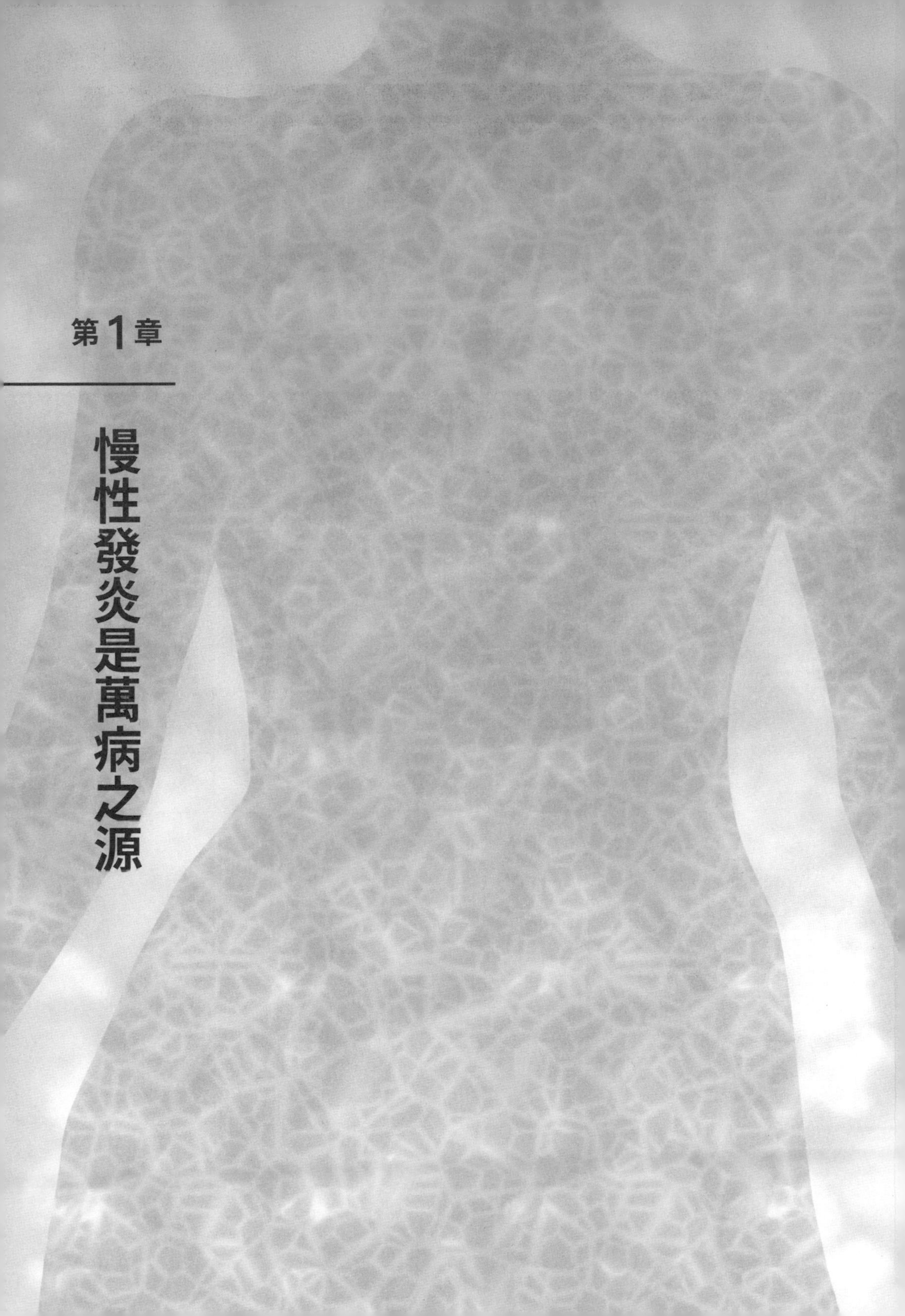

1-1 何謂發炎？——理論上應是身體排除異物的正常防禦反應？

若我們的皮膚出現傷口或長出膿包，組織就會紅腫、灼熱，此現象就是所謂的發炎。發炎的英文是「inflammation」，其語源是拉丁文的「inflammare」點火之意。由此證實所謂的發炎，意即體內發生火災，或者是發生與火有關的事。事實上，發炎的典型症狀包括發紅、腫脹、灼熱、疼痛，從這些症狀也能充分感受到發炎就像被火燒的感覺。

其實，距今兩千年前的古羅馬醫學家凱爾蘇斯（西元前二五～西元五〇年）已在其著作《醫術》中，記載了發紅、腫脹、灼熱、疼痛等症狀。換言之，人類從很久以前就知道發炎的存在了。

發紅的拉丁文是「rubor」（也是紅寶石「ruby」的語源），腫脹的拉丁文是「tumor」（腫瘤的英文至今仍是「tumor」），灼熱感的拉丁文是「calor」（同為熱量的單位「calorie」的語源），而疼痛的則是「dolor」。

發紅、腫脹、灼熱、疼痛的語尾都是r，所以很好記。醫學系的學生都用「凱爾蘇斯的四個徵狀」來背誦，如果四項徵狀同時出現，就是發炎的病症。換句話說，在發炎的初期，發紅、腫脹、灼熱、疼痛是最具特徵性的症狀。

我們現在對這些發炎症狀的認知是，它們是生物體面對異物入侵、細胞受損和組織所製造的產物時產生的正常反應。舉例而言，醫學系學生的教科書出現過類似下列的說明：

「異物進入體內時所造成的刺激，導致身體在局部製造出使血管擴張或血管容易滲漏的物質。所以，被異物入侵的部位，因為血管擴張造成血流增加，組織也因此發紅、灼熱。此外，血管變得容易滲漏，所以有部分的血液會漏出血管，並且產生疼痛物質，造成組織發腫疼痛。」

換句話說，前述的四項徵兆都是生物體對異物產生的反應，具備下列的生物學意義。首先，如果血管擴張，通往局部的血流量增加，同時血管壁變得脆弱疏鬆，繼而出現滲漏的現象，生物體防禦所需的細胞和物質就會從血管內漏出，囤積在發炎部位，藉此排出異物。實際以顯微鏡觀察發炎的組織後，發現了大量從血液流進組織的白血球（圖1－1）。

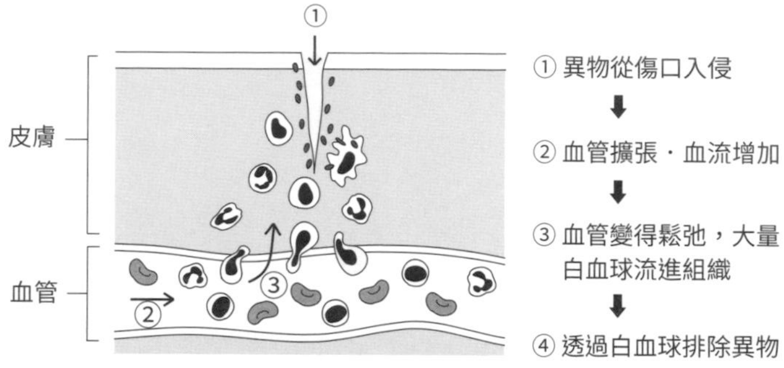
①
皮膚
血管
②
③
① 異物從傷口入侵
② 血管擴張・血流增加
③ 血管變得鬆弛，大量
白血球流進組織
④ 透過白血球排除異物

在受到從傷口入侵的異物刺激下，血管擴張使血流增加，變鬆的血管壁讓白血球等滲漏到組織，以排除入侵的異物。這時會產生疼痛物質，導致組織腫脹發疼。

圖 1−1　急性發炎產生的機制

此現象名為發炎細胞的浸潤。由此證實所謂的發炎細胞，其實就是流進組織的白血球。此外，腫脹和疼痛，除了發揮告知局部發生異常的警報功能，也有讓人暫停運動，好讓組織休息的用意。

總而言之，發炎意即當體內產生異常狀況時，身體所做出的正常反應＝防禦反應。如果發炎能夠順利發揮作用，就能將異物排出體外，使受損的細胞得到修復，讓生物體恢復原狀。因此，發炎的情況通常是暫時性的。

但有時會發生例外。例如因動脈硬化，導致動脈壁變得僵硬脆弱，發炎的情況便會一直持續。異位性皮膚炎的話是皮膚、氣喘就是氣管壁的發炎情況持續不斷的狀態。上述的發炎狀態，通常會持續好幾週，卻遲遲不見好轉。這種發炎稱為慢性發炎。

一般而言，突然產生、只維持短暫時間的發炎稱為急性發炎，長期間持續的發炎則稱為慢性發炎。至於要持續多久才能稱為慢性，定義上仍有些模糊，不過原則上大概是以週至月為單位（有關這部分，後文還會說明）。

慢性發炎的異常之處在於，發作時不一定伴隨著前述的發紅、腫脹、灼熱、疼痛四項症狀，所以發炎的症狀有可能在當事者沒有發覺的情況下持續惡化。最近已經得知，慢性發炎其實是萬病之源。

那麼，為什麼慢性發炎會如此可怕，甚至到了萬病之源的程度呢？

1-2　慢性發炎爲何如此可怕？

如果發炎的情況一再持續，會造成什麼樣的困擾呢？首先，發炎的負面影響會逐漸擴及全身，而不是侷限在某些部位。這點和「慢性發炎是萬病之源」有著密切的關係。另外，發炎的組織不論是性狀和型態都會逐漸產生變化，最後連該組織的機能都會減退。

原本僅侷限於某些部位的發炎狀態，若逐漸擴及到全身會怎麼樣呢？影響在於受到發

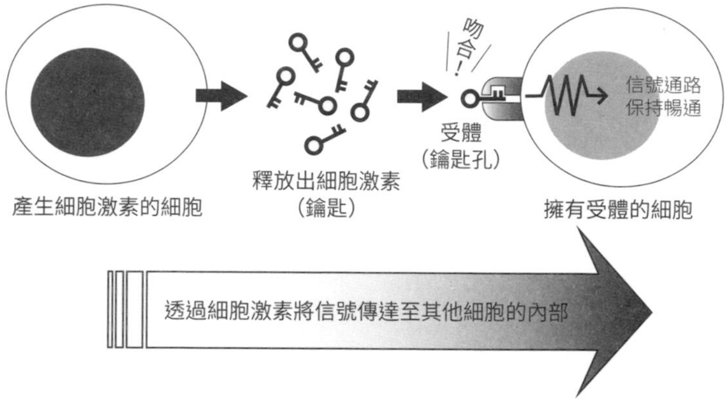

發炎部位的細胞會產生促發炎細胞激素，釋放到細胞外後，會與鄰近的細胞結合，並向該細胞傳遞信號。因此，發炎的影響也會擴及到其他組織。一般而言，細胞激素並不會對所有的細胞產生作用，而是只會向擁有細胞激素（鑰匙）這種互補構造的細胞激素受體（鑰匙孔）作用

圖 1–2　細胞激素的作用是在細胞間傳遞信號

炎的刺激後，細胞會在發炎組織分泌數種蛋白質，統稱為促發炎細胞激素（Inflammatory cytokine），並逐漸擴散至全身，即使是相隔甚遠的細胞也會受到影響。細胞激素是一種細胞之間互相傳遞信號時所用的蛋白質，它們會由細胞釋放，並與位於另一細胞膜上的接收器（受體蛋白）結合。舉例而言，它們會向其他細胞傳達「快點動起來」、「快點分裂」、「趕快分泌某種物質」等各種信號。

打個比方來說，細胞激素就像鑰匙，而細胞激素受體就像鑰匙孔。細胞激素受體的下游還有所謂的信號通路（傳達信號的通路）。如果鑰匙和鑰匙孔的形狀吻合，信號通路就會得到活化，使通道保持暢通，讓信號順利

送達細胞內部。這就是透過細胞釋出的細胞激素讓信號傳達到其他細胞內部的機制（圖1－2）。

細胞激素的種類有幾十種，其中，在發炎時產生的稱為促發炎細胞激素。其中又以TNF－α、介白素－6（IL－6）、介白素－1（IL－1）等廣為人知。另外，具備抗病毒作用的I型干擾素（IFN－α、IFN－β）也會在發炎時產生。※註1 ※註2

一般而言，這些細胞激素在異物入侵身體時，都會發揮警報的作用。在正常情況下，它們幾乎不會產生，若有也僅是微量。不過，只要異物入侵，免疫系統就會開始分泌細胞激素，並且釋放到細胞外，在達到適量的時候就會向鄰近的細胞發出警報，藉以提高細胞的感受性，好讓它們做好面對異物入侵的準備。

另一方面，發炎性刺激過強、持續時間過久時，會產生過量的促發炎細胞激素。它們的作用超出一般的警報機能，反而是火上加油。促發炎細胞激素起作用的部位是血管和白血球，它會提高血管的滲透性（使白血球容易通過），此外，也會把白血球召喚至發炎病灶（發炎產生的部位），進一步促進促發炎細胞激素在鄰近細胞產生。如同上述，一旦製造了過量的促發炎細胞激素，其他部位也容易受到波及。換言之，局部發炎的影響力，也

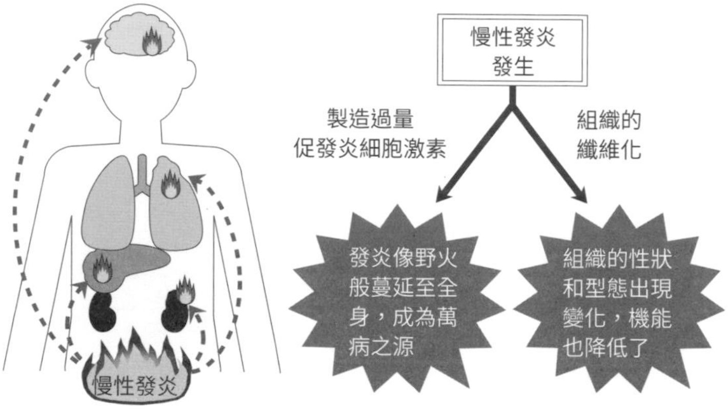
慢性發炎
發生
製造過量
促發炎細胞激素
組織的
纖維化
發炎像野火
般蔓延至全
身，成為萬
病之源
組織的性狀
和型態出現
變化，機能
也降低了
慢性發炎

慢性發炎會導致發炎的組織受損，機能減退；此外，分泌過剩的促發炎細胞激素還會對體內的其他組織產生作用，使發炎的情況逐漸擴大，成為各種疾病的源頭

圖 1–3　慢性發炎為何如此可怕？

會擴及到其他部位（圖1－3）。我想聰明的讀者已經了解，若要鎮定發炎症狀，只要抑制促發炎細胞激素的作用就行了。

不過，如同前述，促發炎細胞激素有好幾種，如果只抑制單一種類的作用，鎮定發炎的效果可能有限，不是每次都能奏效。有關這點，我將在後面的章節進一步說明。

促發炎細胞激素還有其他功能。舉例而言，它們還會對鄰近的細胞發揮作用，讓負責促進葡萄糖轉為肝醣的胰島素反應性降低（簡單來說，就是產生讓胰島素的效用、作用力降低的狀態）。

關於這點，最近發現了以下的事實：肥胖時，脂肪細胞的大小和數量都會增加，脂肪組織也因此變大。不但如此，這時的脂肪組織還會輕微發炎，發炎的嚴重程度和肥胖程度成正比。如此一來，聚集在脂肪組織的巨噬細胞（白血球的一種。血液中的單核球通過血管轉移到組織後，會成為巨噬細胞）會繼續釋放促發炎細胞激素，例如TNF－α會與周圍細胞與遠距細胞上的TNF－α受體結合，使胰島素對該細胞的作用力減退（專業的說法是「因TNF－α誘發胰島素阻抗」）。

胰島素的作用是促使細胞攝用葡萄糖，藉此降低血糖，換言之，如果胰島素的功能減退，細胞利用葡萄糖的效率也會跟著降低，結果造成血糖升高；這就是糖尿病初期狀態。總結來說，肥胖會造成脂肪組織持續發炎，進而導致在這種情況下製造出來的促發炎細胞激素對其他細胞產生作用，誘導胰島素產生抗性，最後造成血糖值上升的結果，引發糖尿病。

一產生促發炎細胞激素，就會導致胰島素的功能減退這點，或許具備某種生物學上的意義。舉例而言，因為胰島素的作用在發炎時降低，導致血糖升高，可能會出現為了避免當免疫細胞活化時，其細胞周圍能量不足的暫時性代償反應。不過，無論如何都會成為糖尿病的導火線，所以即便是代償反應，也具備一定的風險。

慢性發炎令人恐懼的另一項理由是，發炎情況若持續發生，組織的機能會跟著減退。注意到這一點的是希臘的醫生蓋倫（西元一二九～一九九年）。他曾一針見血地指出「醫生是自然的僕人」，並利用其銳利的眼光觀察各種疾病，藉此發現若發炎的情況一再持續，發炎組織的機能也會隨之減退。

說得仔細一點，意即當發炎久久不癒，組織的細胞會開始死亡，造成組織的細部結構受損。周圍結締組織的纖維成分進入組織後，會使組織變硬，失去柔軟性，這就是所謂的纖維化。簡單來說，就是正常的細胞逐漸被纖維成分所取代，數量變得愈來愈少。如此一來，組織的機能會逐漸衰退，難以恢復原狀。如果發生在肝臟，就是肝硬化；若發生在肺泡（肺中的小袋子，血液和氣體交換的場所）的周圍，就是肺纖維化。如果症狀不斷惡化，不但會造成肺部機能減退，呼吸變得吃力，最後會演變成呼吸衰竭。腎臟若是長期發炎，負責過濾尿液的絲球體便會受損，而且其周圍的間質也會開始纖維化，導致腎臟病急速惡化，嚴重者甚至會引發腎臟衰竭。如同上述，腎臟發炎的情況若一再持續，器官的機能會開始降低，最後發展為重大疾病。

所謂的纖維化，其實是一種受損的組織在修復的過程中可見的生理現象。纖維化就是由纖維填補受損的組織之間，使傷口容易修復的過程之一。但是，一旦演變成慢性發炎，理應只是暫時性的纖維化會變得一發不可收拾；隨著纖維化的惡化，結果會造成組織失去柔軟性而變硬，機能也逐漸衰退，這就是常見於慢性發炎的組織纖維化。

1-3 爲什麼發炎有慢性殺手之稱呢？

如同前述，慢性發炎並不一定會出現發紅、腫脹、灼熱、疼痛這四項病徵，因此可能會在不知不覺中持續惡化。換言之，慢性發炎的患者，很可能在初期都沒有自覺症狀，等到察覺有異，器官早已開始衰竭，甚至演變至威脅到生命的狀態。如同後述，其實「癌症」的肇因也可能始於慢性發炎。

除此之外，如果慢性發炎發生在神經系統等再生速度緩慢的組織，有可能會導致不可復原的病變。阿茲海默症和多發性硬化症即為其例。

大約從二十年前開始，發炎才逐漸被一般大眾所知；美國《時代》雜誌（TIME）於二〇〇四年二月號刊登了慢性發炎的相關報導，不但將發炎視為沉默的殺手，也指出其可怕之處。此後，「沉默殺手」或「祕密殺手」逐漸成為慢性發炎的代名詞了。

1-4 慢性發炎的眞面目

接下來，讓我們再稍微深入探討慢性發炎吧。

前文已提到，久久不癒的發炎稱為慢性發炎。除此之外，慢性發炎還具備哪些特徵呢？如果翻開教科書尋找解答，得到的解答如下：「浸潤在發炎組織的白血球種類不同。」意思是倘若為急性發炎，在發炎病灶出現的是細胞核分為多葉、看起來彼此相連的顆粒性白血球，其中又以嗜中性球最為常見。

相較之下，如果是慢性發炎，浸潤細胞的主體是淋巴球和巨噬細胞這類的單核球（核為圓形，沒有分葉）。簡單來說，急性與慢性發炎的差異在於白血球的種類；但是，除非以顯微鏡觀察組織切片，否則無從掌握白血球的種類。再者，組織採樣比抽血麻煩許多，醫師不可能在門診時進行這樣的檢驗。最理想的狀態是僅需抽血等簡單的方式就能進行檢測，實際執行上卻相當困難。

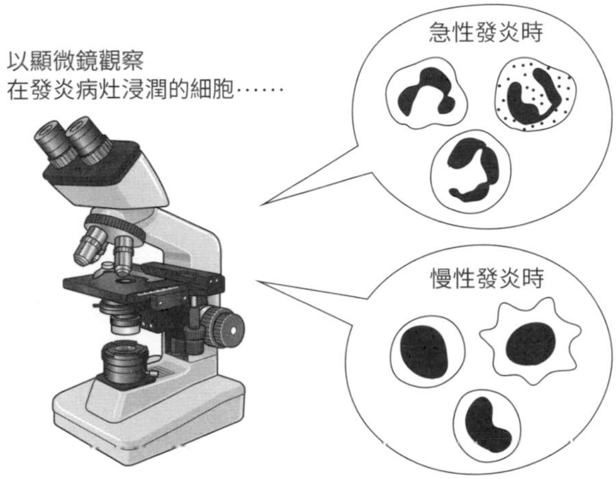

如果是急性發炎，發炎部位的白血球種類以嗜中性球為主；如果是慢性發炎，則以淋巴球為主。這種現象稱為發炎病灶的白血球浸潤。

圖 1－4　急性發炎和慢性發炎的差異是浸潤的白血球種類不同

血液中的白血球和急性期蛋白質（尤其是CRP）的數量會受發炎影響而增加，所以往往被視為代表性指標。然而，牠們不僅在急性發炎時增加，慢性發炎時亦然。也就是說，已經行之有年的身體健檢項目當中，沒有特別針對慢性發炎才會顯現出具有特徵性變化的項目，以現狀而言，光靠驗血不足以判斷是否為慢性發炎。

基於這一點，我必須很遺憾地說，現代的醫學尚無法簡單地說明何謂慢性發炎。說不定即使同樣身為醫師，A醫師認定的慢性發炎，和B醫師對慢性發炎的定義會有些出入，如此一來就無法以科學的觀點進行嚴謹的討論。如果不能找到只適用於慢性發炎的指標，等於無法精準地判定身體異常和疾病，是否是因慢性發炎所引起。

日本江戶時代的浮世繪畫家歌川國芳所繪的鵺，是自古以來流傳的傳奇妖怪，從未有人親眼目睹牠的廬山真面目，所以畫家筆下都是憑空想像的姿態。鵺有著猴臉、狸貓的身體，以及老虎般的四肢、蛇尾。據說鵺會偷偷潛入民宅，讓住在房子裡的人大受驚嚇，甚至嚇出病來。這種情形和慢性發炎有幾分相似呢。因為兩者同樣難以一窺其真面目，也不知道是何時入侵自己的身體，成為疾病的源頭。

另外請容我稍微離題，據說鵺遭平安時代的武將源賴政於京都御所射殺後，軀體被拋入淀川，最後漂流到今日的大阪港。據說害怕鵺會招來災難的村民們，不但好好地埋葬了牠的屍體，還為了牠蓋了祠堂，誠心誠意地祭拜（稱為鵺塚，位於大阪市都島區）。後來，鵺變成象徵大阪港的動物，成為大阪港的紋章圖案（紋章中，手持著盾牌彼此對望的就是鵺）。故事發展至此，鵺代表的或許不全然是負面形象了。事實上，生物體中也存在著被稱為自然發炎的生理性發炎，乍看之下和慢性發炎很相似。關於這一點，我將留待後面的章節說明。

接著回到慢性發炎的主題。慢性發炎最棘手之處在於，它就像鵺一樣，是沒有實體、來無影、去無蹤的存在。日本政府從二〇一〇年開始正視研究慢性發炎的重要性，並且投入研究。其中之一就是號稱日本版NIH（美國國家衛生院）的AMED（日本醫療研究開發機構），為了推動「革新的尖端研究開發支援事業」（AMED－CREST）所展開的《發炎的慢性化結構之解明與控制導向的基本技術之創出》研究。日本國內精心篩選十七組研究人員，針對慢性發炎進行該研究，並持續至二〇一八年三月（截至本書出版）。研究小組的成員堪稱日本當今科學界的一時之選，而且都是日本當地的人才。我被任命為研究開發團隊負責人，負責統整這十七個團隊。皇天不負苦心人，透過「AMED－CREST」的研究，有關慢性發炎的真面目與機制、為何慢性發炎會演變成萬病之源等問題，目前已經取得相當豐碩的成果。

接下來的章節中，我將針對這些項目進行說明。

1-5 與慢性發炎關係密切的疾病有哪些？

前文已經稍微提到，與慢性發炎息息相關的疾病真的多不勝數，才會衍生出「慢性發

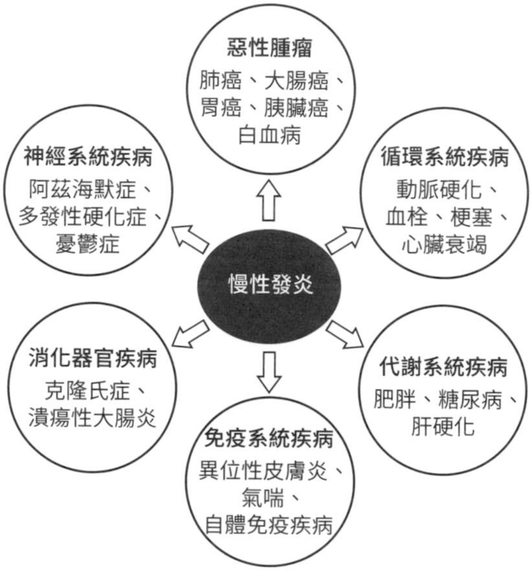

如圖所示，許多疾病的發病與惡化，都深受慢性發炎的影響。因為如此，才會有「慢性發炎是萬病之源」的說法。

圖 1－5　慢性發炎是萬病之源

炎是萬病之源」的說法。如圖1－5所示，只要是喊得出名字的疾病，源頭幾乎都指向慢性發炎。包括動脈硬化、血栓、梗塞、糖尿病、肝硬化、異位性皮膚炎、氣喘、類風濕性關節炎、克隆氏症、潰瘍性大腸炎、阿茲海默症、多發性硬化症等，不勝枚舉。不僅如此，慢性發炎也容易誘發各種癌症。總而言之，它會對健康造成嚴重的威脅。

看了上述內容，想必各位應該很想知道慢性發炎究竟為什麼會和萬病之源劃上等號；當然，也同樣關心有無預防之道和治療藥物吧。

我想在第二章針對發炎進行更深入的說明，另外，還會進一步探討發炎的慢性化。

※註1　介白素（Interleukin）是細胞激素的一種。最初命名的緣由是「由白血球（leukocyte）製造的液體性因子掌管白血球之間（inter-）的訊息傳遞」之意。後來又陸續發現多種介白素，目前已知的種類從IL－1～IL－39約四十種。其中有些種類由白血球以外的細胞所製造，功能各異，但主要控制免疫系統的細胞增殖、分化、活性化，與細胞死亡。

※註2　干擾素（Interferons）也是細胞激素的一種。當初被鑒別為「干擾（interfere）病毒增殖的分子」，因而得名。人體最知名的三種干擾素分別是IFN－α、IFN－β、IFN－γ。其中，IFN－α、IFN－β被稱為I型干擾素，產生於病毒感染時，作用是抑制病毒增殖；IFN－γ被分類為II型干擾素，由活性化的T細胞製造，作用是調節免疫細胞的功能。以機能而言，干擾素也可以被視為一種介白素，但是發現干擾素的時間早於以IL－編號的介白素，所以兩者被歸類為不同的物質。IFN－α也一樣，因為發現的時間比制定介白素的命名規則早，所以不會加上IL－……的編號。

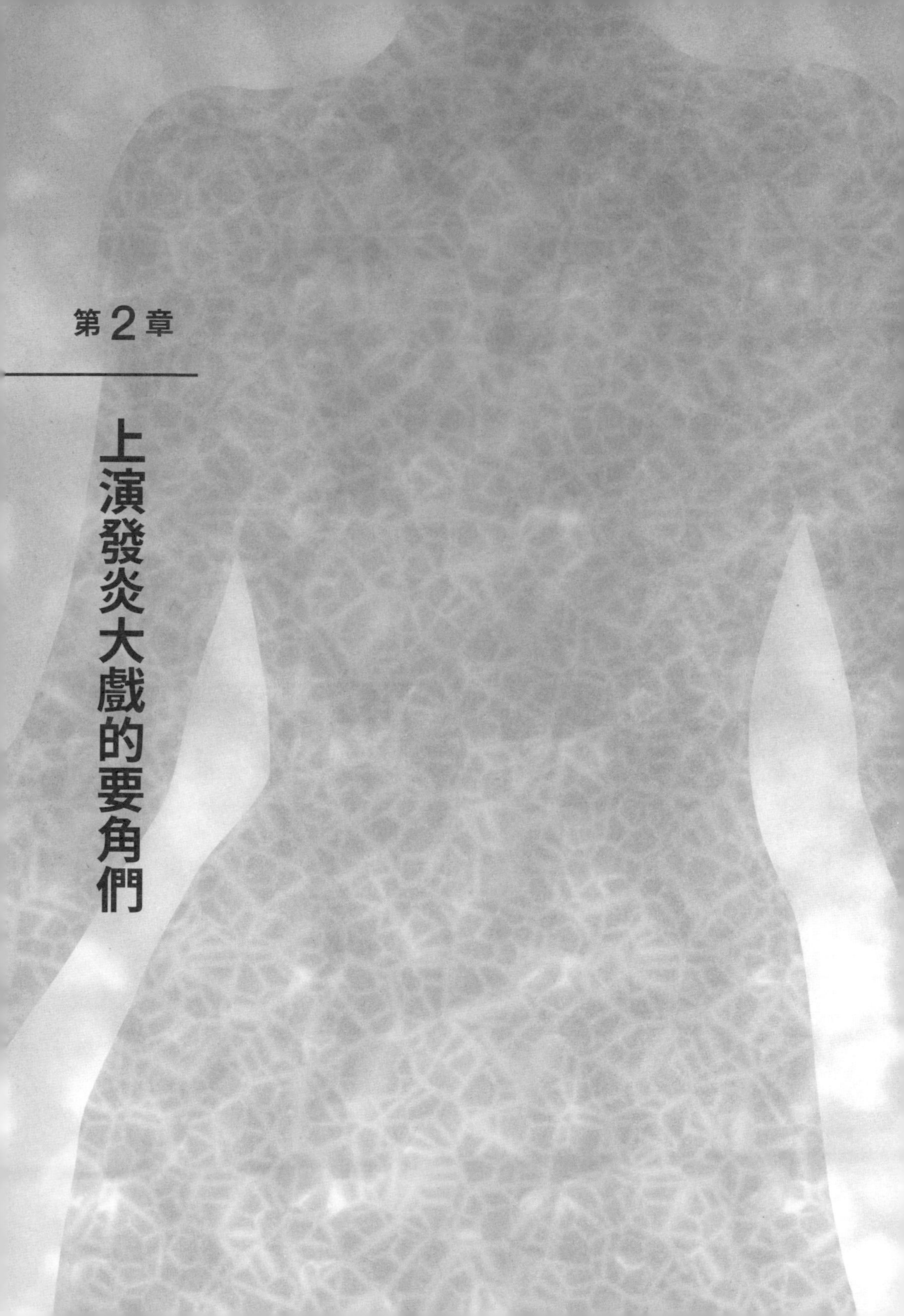

第2章

上演發炎大戲的要角們

我覺得發炎就像一場由各式各樣的角色所扮演的戲劇或歌劇。當然，每齣戲的大綱各有不同，內容豐富多變。若要劃分得仔細一點，急性發炎就像輕鬆的電視連續劇，情節簡單明瞭，只要排除引起發炎的刺激，就能舒緩症狀，算是無傷大雅的輕鬆小品。但是，慢性發炎就像華格納的歌劇，不斷循環上演，似乎永遠不會結束。如果發炎超過一定的程度，恐怕將以悲劇收場。而且劇情的走向也會隨著發炎的組織部位不同而產生劇變。

第一章已說明所謂的發炎細胞就是白血球。事實上，白血球的種類繁多，每一種細胞各自具備不同的機能。急性發炎以嗜中性球為主，而主要出現在慢性發炎病灶的是淋巴球和巨噬細胞。白血球的參與，在發炎的過程中扮演著重要角色。如果白血球是發炎的唯一要角，那麼不論是哪裡的組織發炎，劇情的發展應該都大同小異。但實際上並非如此。原因是，發炎並不是靠白血球獨挑大梁，原本就存在於組織的細胞和環境也扮演著重要角色。正因為還有其他因素參與，劇情的發展也變得複雜萬分呢。

因此，為了介紹參與發炎的角色，我會把角色分為白血球和非白血球兩大類依序說明。角色繁多，記起來有點辛苦，但只要掌握有哪些角色，即使發炎的劇本再複雜，也會變得比較容易理解。所以就請各位稍微忍耐吧。

2-1 掌管免疫的重要角色——「白血球」

幾乎所有的白血球都由骨髓製造。所謂的骨髓，指的是骨中的膠狀物質，尤其是位於骨中的柔軟組織，稱為紅骨髓的部分。紅骨髓中的造血幹細胞負責製造所有的血液細胞，包括把氧氣運送到組織的紅血球、幫助血液凝固的血小板、在生物體防禦和發炎上發揮重要功能的白血球，全都是由紅骨髓中的造血幹細胞所製造。

如同前述，會進駐發炎病灶的是白血球。像圖2－1所示，白血球的種類繁多。

①嗜中性球

嗜中性球是當細菌入侵體內時，立刻從血管漏出、直奔事故現場的「救火隊」。嗜中性球的細胞核為多葉形，葉間有細絲相連，所以又有多核球之稱（實際上只有一個核，但因為分葉，看起來像多核，參照第一章圖1－4）。細胞質存在著許多顆粒（像這種帶有顆粒的白血球稱為顆粒球），其中充滿了能消滅細菌和傷害宿主組織的蛋白質。嗜中性球最重要的機能是吞噬細菌，殺菌並將之分解。另外，除了刺激感，還會釋放促發炎細胞激

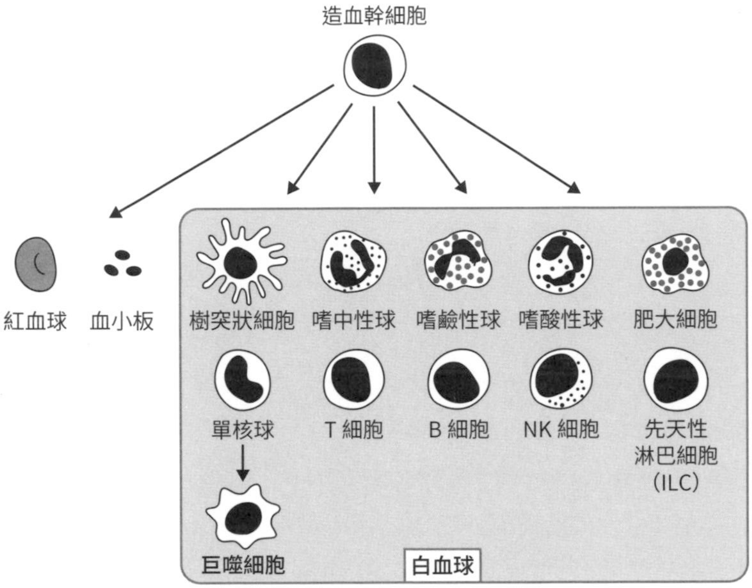

血液中所有的細胞（紅血球、血小板、白血球）都來自造血幹細胞。
其中會進駐發炎病灶的是白血球，種類繁多。

圖 2－1　所有的血液細胞都來自造血幹細胞

素、白三烯、前列腺素等特殊脂質，向周圍的細胞發出警報，並呼叫血液中的其他白血球過來。簡單來說，它除了在現場救火，也會召喚支援部隊，是非常優秀的細胞。

可惜的是，嗜中性球是短命的細胞，存活的時間出乎意料地短。舉例來說，傷口感染時會化膿，這些膿汁就是集中在局部的嗜中性球死亡後形成的東西。說得精確一點，是它們吞噬細菌後死亡的殘骸。一但發炎病灶累積過多嗜中性球，它們就會死亡，且會釋放出顆粒中的蛋白質，傷害該處的組織。因此，發炎的狀況有一陣子反而會變得更嚴重。這時若不切開傷口讓膿流出來，傷口就很難痊癒。正如「過猶不及」這句話，發炎的情況如果惡化得太嚴重就會傷及組織。

接下來稍微離題一下，我想為各位介紹各種白血球的命名由來。為了區別白血球的種類，以前採用的方法是把含有白血球的液體放在玻璃片攤平，使其乾燥後，再用甲醇等有機溶劑固定，接著用色素染色，調查核、細胞內顆粒的形狀和染色狀態。如果細胞內顆粒不易以酸性色素和鹽基性（鹼性）色素染色，就被歸為嗜中性球。

另一方面，細胞內顆粒容易以酸性色素染色和鹽基性色素染色的，則分別歸類為嗜酸性球和嗜鹼性球。肥大細胞的日文也稱作「肥滿細胞」，會如此命名的原因是當初發現此細胞的德國病理學家保羅．埃爾利希做了錯誤的假設，認為此細胞會向鄰近的細胞供應養分。淋巴球的命名原因則源自其於大量存在於淋巴管。

②嗜鹼性球、肥大細胞、嗜酸性球

它們都是細胞內含有大量顆粒的顆粒球之一。

以往科學家並不是很清楚嗜鹼性球的功能為何，最近得知它之於某種過敏（尤其是氣喘）扮演著重要的角色。有些過敏原會使其活化，分泌出介白素－4（ＩＬ－4）這種特殊的細胞激素，另外還會刺激後文會提到的先天性淋巴細胞，促使它分泌出各種促發炎細胞激素。

肥大細胞和嗜鹼性球一樣，有許多細胞內顆粒，內含組織胺、血清素、各種蛋白質分解酵素。一旦受到會引起過敏的物質（過敏原）刺激，細胞就會裂開，使裡面的顆粒外漏。如此一來，血管壁在刺激之下會變得鬆弛，造成血漿滲漏到組織，使得發炎部位發腫。另外，因為腺體的分泌受到刺激，使組織的液體成分增加，出現打噴嚏、流眼油等過敏症狀。如果是氣管的平滑肌受到刺激而收縮，氣管會變狹窄，導致呼吸困難。

嗜酸性球號稱是防禦寄生蟲的重要細胞，如同後述，氣喘患者的氣管存在著大量的嗜酸性球。這些嗜酸性球會製造促發炎細胞激素和其他生理活性物質，和肥大細胞同為造成氣喘特有症狀的原因之一。

如同上述，嗜鹼性球、肥大細胞、嗜酸性球都對過敏、尤其是形成氣喘的病徵扮演著關鍵性的角色，因此，目前也有人以這些細胞為目標，不斷進行新型療法的開發。針對慢性發炎的最新治療法，將留待第五章向各位說明。

③單核球、巨噬細胞

這兩種是來源相同的細胞。簡單而言，單核球是血液中的細胞，從血液滲漏到組織後，就成了巨噬細胞。核看起來只有一個，和之後介紹的淋巴球同樣被稱為單核球。巨噬細胞正如其名，具備強大的吞食能力，能夠吞噬細胞和比細胞更大的粒子、結晶和細胞殘骸；唯獨不會吞食活細胞（死去的細胞和自體的正常細胞各貼著「請吃掉我」和「請不要吃我」的牌子）。

一言以蔽之，巨噬細胞[※註1]就是生物體內的「清道夫」。除了清除體內不必要的廢物，它在攝取異物之後能夠被活化，釋放出促發炎細胞激素等各種蛋白質，刺激鄰近的細胞。這類吞噬細胞也存在於神經系統，尤其以腦部居多，稱為小膠質細胞（Microglia）。之後會再說明小膠質細胞，但簡單來說，因囤積過多β類澱粉蛋白，導致神經細胞死亡的阿茲海默症，小膠質細胞或許能對其發揮很大的影響力。

④樹突狀細胞

樹突狀細胞的表面像樹枝一樣往外突出，因此得名。它和嗜中性球、單核球、巨噬細胞一樣具備吞食能力，屬於吞噬細胞的一種。這種細胞在尚未發育成熟期間，吞食異物的能力很強，但吞食的能力會隨著發育成熟遞減。它會將吞噬之物分解成碎片，再將之展示在細胞表面，告知：「這是異物喔！」透過這個動作，進而獲得刺激淋巴球的能力。此「抗原呈現」現象，就像媽媽先把堅硬的食物咬碎，再告訴孩子：「好了，可以吃了。」（這種現象稱為之後會介紹的「樹突狀細胞具備的抗原呈現」）。

若樹突狀細胞刺激淋巴球，依照狀況的不同，會出現兩種剛好相反的反應。第一種是淋巴球活化後，對呈現的抗原具有強烈的反應，促使淋巴球繁殖的正面結果；另一種是淋巴球停止作用，無法對抗原作出反應，或者導致細胞死亡的負面結果。前者的反應是當病原體入侵體內時，為了讓淋巴球確實發揮功能，有效率地做出攻擊的必備現象；後者是防止淋巴球發生失誤，反而攻擊自己的安全控制措施之一。有關這點，會留待後續篇章繼續說明。

換句話說，樹突狀細胞會根據狀況，決定對淋巴球做出踩油門或踩煞車的反應。在這齣由免疫系統通力合作演出的大戲或歌劇之中，樹突狀細胞可說是足以左右劇情走向的重要角色。

⑤ＮＫ（Natural Killer）細胞

ＮＫ是「Natural Killer」的縮寫。意思是在自然情況下（即使什麼都不做），也能夠消滅其他對手的細胞。不過，它們不會攻擊自己和自己的夥伴。當它們接觸和自己具備同樣記號（一種被稱為ＭＨＣ、位於一群細胞表面的蛋白質。這部分之後還會說明）的細胞，就會產生「不能消滅對方」的消極資訊，所以不會對對方痛下毒手。被消滅的只有失去記號的細胞，例如癌細胞（正確來說不是所有的癌細胞，而是失去ＭＨＣ的癌細胞。癌細胞上通常不容易發現ＭＨＣ，或者根本沒有）。如果遇到這樣的細胞，活化的信號就會進入該細胞內部，接著釋放出自己細胞內的顆粒，殺死對方。

事實上，生物體內每天都會製造好幾千個癌細胞，而ＮＫ細胞便是對癌細胞格殺勿論的細胞之一。順帶一提，壓力會使ＮＫ細胞的數量大為減少。或許這也是為什麼有人會說，壓力大是容易罹癌的原因之一。

⑥淋巴球

淋巴球可大致分為T細胞和B細胞，而T細胞又可細分為CD4和CD8兩類（CD4和CD8是存在於細胞表面的特定蛋白質的名稱，根據其細胞表面存在的是CD4或CD8，又分別稱為CD4T細胞和CD8T細胞）。大部分的CD4T細胞都身負協助其他淋巴球的任務，所以別稱為輔助T細胞（又稱助手型T細胞）。CD8T細胞在身體受病毒感染時，獲得輔助T細胞的協助後分化成殺手T細胞，以消滅被病毒感染的細胞。相對地，若B細胞受到刺激，則分化為漿細胞以製造抗體（圖2－2）。

A　淋巴球和抗原受體

不論是T細胞還是B細胞，都具備辨識位於細胞表面的抗原特異性受體的天線（感測器）。各自稱為T細胞受體和B細胞受體（圖2－3）。以專業術語來說，就是「表現抗原受體」。

所謂的抗原，就是人體免疫系統進行辨識時的標的。細菌和病毒都是具代表性的例

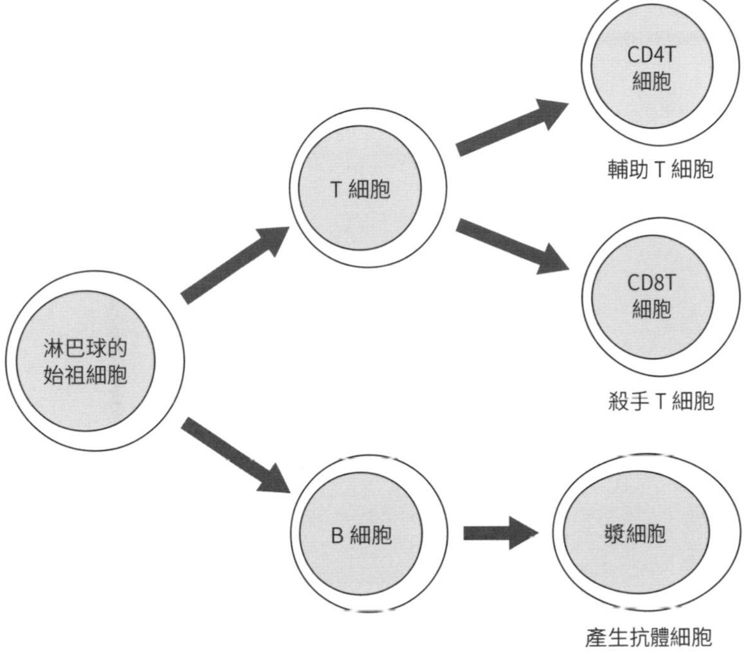

T、B細胞來自同樣的祖先。一旦T細胞受到刺激，會分化為CD4T細胞和CD8T細胞。當B細胞受到刺激，則分化成產生抗體的漿細胞。

圖 2－2　淋巴球主要由T細胞和B細胞組成

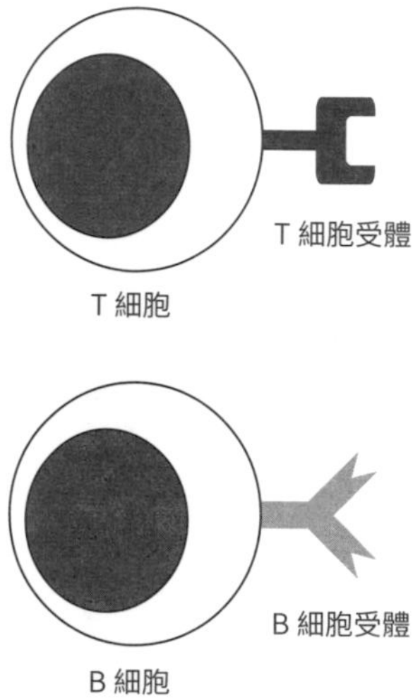

T、B細胞的表面，各自存在著T細胞受體、B細胞受體。若與抗原受體結合，淋巴球就能活性化，開始增殖。抗原和抗原受體的關係就像鑰匙和鑰匙孔。

圖 2－3　淋巴球表面存在著抗原受體

子。事實上，病原體的表面和內部都存在著大量可以成為抗原的蛋白質（簡單來說，一個病原體都是由多數抗原所組成）。

另一方面，當抗原入侵體內時，負責製造抗體的是B細胞。抗原的定義很簡單，就是製造抗體的物質。抗體是抗原在體內製造的蛋白質，稱為免疫球蛋白。舉例而言，身體如果感染了流感病毒，體內會形成為了與存在於流感病毒的各種抗原對抗的抗體，其中有一部分的抗體會與直接與病毒結合以消滅對方。如同第一章所介紹的細胞激素與細胞激素受體的關係，好比鑰匙和鑰匙孔，這個比喻也完全適用於抗原和抗原受體。若是雙方的形狀契合就會結合，讓信號透過鑰匙孔進入細胞內部，促使淋巴球做出反應。

不論是T細胞或B細胞，每一顆淋巴球的表面只找得到一種抗原受體（圖2－3）。簡而言之，一顆淋巴球只能對一種抗原受體做出反應（不論T細胞或B細胞皆是如此。不過和T細胞相比，B細胞的反應形式比較簡單，因此下文先以B細胞為例）。

換言之，能夠對流感病毒產生反應的淋巴球，只具備辨識流感病毒的抗原受體，所以只會對流感病毒產生反應。同樣道理，能夠對小兒麻痺病毒做出反應的淋巴球，因為只具備針對小兒麻痺病毒的抗原受體，所以只會對上述病毒產生反應，換成流感病毒就毫無反應了。

與抗原受體的鑰匙孔契合的鑰匙（＝抗原，也就是病毒或病毒的一部分）進入細胞後，只有該淋巴球會活性化，開始增殖；如果是B細胞，就會開始製造抗體（圖2－4）。這就是為什麼如果注射流感疫苗，就只能產生流感的抗體，卻無法產生小兒麻痺病毒的抗體。相對地，注射小兒麻痺疫苗可以產生小兒麻痺症的抗體，卻無法產生流感的抗體。這是因為B細胞中，只有抗原與抗原受體結合的部分，數量會不斷增加以產生抗體。

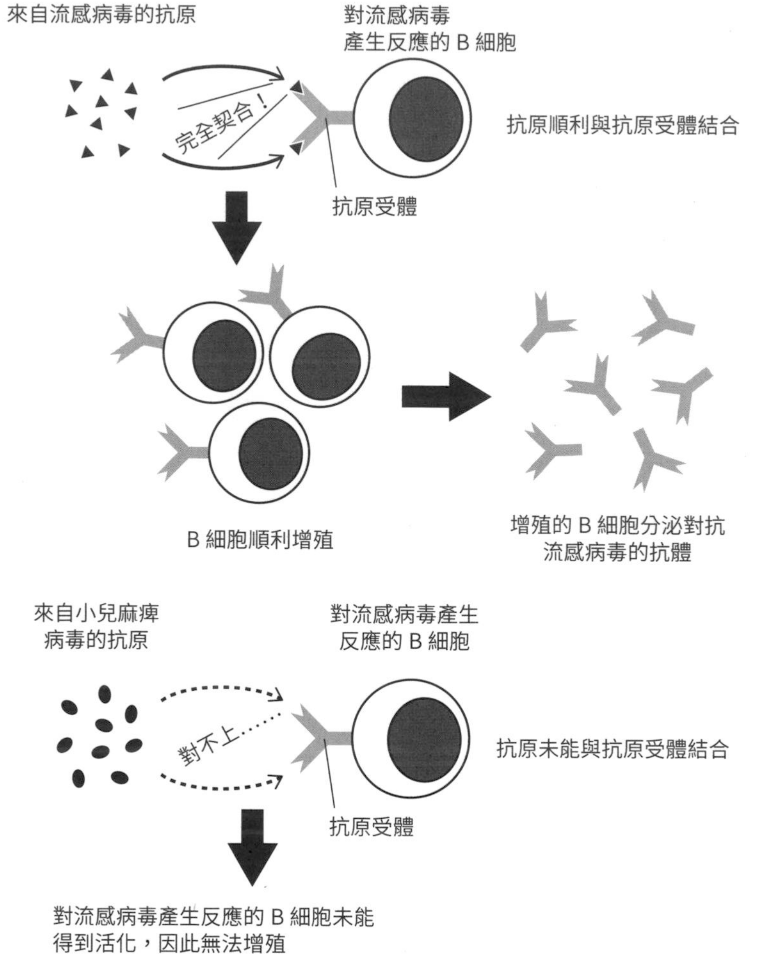
來自流感病毒的抗原
對流感病毒
產生反應的 B 細胞
完全契合！
抗原順利與抗原受體結合
抗原受體
B 細胞順利增殖
增殖的 B 細胞分泌對抗
流感病毒的抗體
來自小兒麻痺
病毒的抗原
對流感病毒產生
反應的 B 細胞
對不上……
抗原未能與抗原受體結合
抗原受體
對流感病毒產生反應的 B 細胞未能
得到活化，因此無法增殖

抗原（鑰匙）和B細胞表面的抗原受體（鑰匙孔）結合，B細胞會開始增殖，製造抗體。舉例而言，當流感病毒入侵體內，流感病毒的成分會與B細胞（對流感病毒產生反應的B細胞）的抗原受體結合，而受到刺激的淋巴球細胞接著開始增殖，製造對抗流感的抗體。但是，該淋巴球不會與流感病毒以外的病毒結合（＝與抗原受體的形狀不契合），所以，如果入侵的是其他病毒，就不會製造抗體。換句話說，人體內對流感病毒和小兒麻痺病毒產生反應的是不同的B細胞，其細胞表面各有各的抗原受體。唯有抗原與抗原受體順利結合，B細胞才能針對該抗原製造抗體。

圖 2－4　B細胞會製造特異性抗體，對抗入侵體內的抗原

這種現象稱為抗原的特異性免疫反應。

為了把說明化繁為簡，這裡只談到B細胞，其實，若得到輔助T細胞的協助，B細胞製造抗體的功能就能得到強化。換句話說，T、B細胞如果同時對同樣的抗原產生反應，會帶來強烈的免疫反應。不過，T細胞辨識抗原的方式比較複雜，這個部分容我後述。

一般認為，存在於外界的抗原超過一百萬種，換句話說，在我們的體內能夠對這些抗原產生反應的淋巴球種類超過一百萬種，而且每一種各自具備單一種類的抗原受體。多虧了這點，我們幾乎能夠對所有的抗原產生反應（大概只有能夠做出反應的人才能活到現在，相反地，無法完全反應的人可能已經被消滅了）。

不過，抗原受體是由四條多肽（直鏈狀的胺基酸）組成的蛋白質。另一方面，我們的基因體只有兩萬幾千個基因。假設一種基因只能製造一種多肽，那麼根本不可能製造一百萬種以上的抗原受體吧。如此多樣的抗原受體，究竟在哪裡製造的呢？找出答案的人，是當時在巴塞爾免疫研究所擔任研究員的利根川進先生（目前擔任麻省理工學院教授）。他發現有關抗原受體的基因會產生「再組合」的現象，製造出「新的基因」，因此得以利用有限的基因製造數以百萬計的抗原受體。憑藉這項重大發現，他在一九八七年榮獲了諾貝爾生理醫學獎。

B 淋巴球與沒有第二次的原理（免疫記憶）

普遍而言，從抗原入侵體內到產生充足的抗體量需要幾天的時間（所以感冒通常要幾天才會痊癒）。這是因為存在於體內的抗原特異性淋巴球一開始數量不多，需要幾天才能增殖到必要的數量。

但是，這個情況在接種疫苗後大為改變。通常疫苗需要施打好幾劑，在這個過程當中，對疫苗產生抗原特異性的淋巴球會持續增殖，數量大幅增加。除此之外，被稱為記憶性淋巴球的細胞也會增加。也就是遇到特定抗原時會形成記憶的細胞。

普通的淋巴球需要大約一天的時間，才會對抗原產生反應開始增殖，而且需要一段時間才能增殖到一定的數量。記憶性淋巴球遇到特定的抗原（與自己的抗原受體結合的抗原）後，會迅速展開增殖，以B細胞為例，它們會製造大量的抗體（圖2－5）。

總而言之，只要產生記憶性淋巴球，當抗原入侵體內，免疫細胞就會迅速出動，讓人體不會再次感染已經感染過的疾病（或者降低感染的機率）。也因此造就了免疫「沒有第

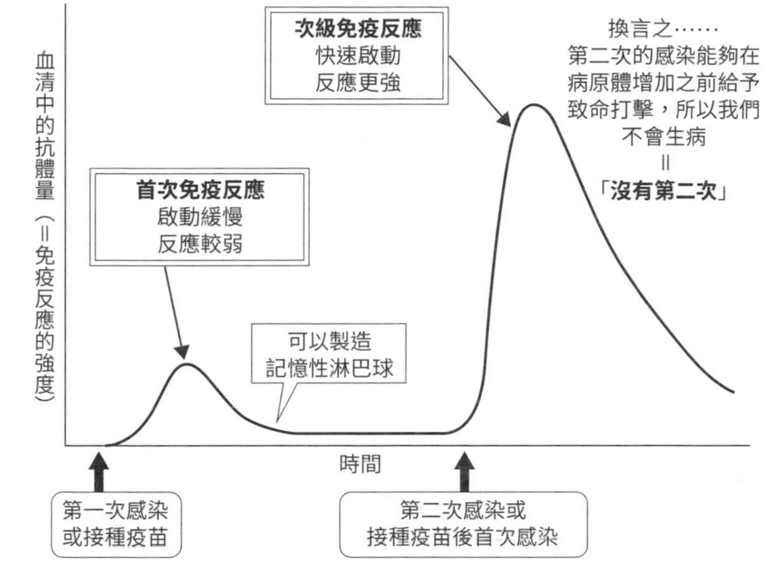

淋巴球對抗原（例如病原體）起反應時，第一次啟動的速度緩慢，反應力較弱（首次免疫反應）。但等到第二次，反應速度不但較第一次快，反應也強（＝次級免疫反應）。原因是免疫系統在抗原首次入侵時，已對其產生了記憶。所以，當病原體第二次入侵時，早在病原體大量增加之前（＝發病前），淋巴球便迅速將之消滅，這就是所謂的「沒有第二次」的原理。

圖 2－5　透過疫苗強化免疫的機制

二次」的最大優點。

C　T細胞和MHC

以上是以B細胞為例所進行的解說。那麼T細胞的情況又有何不同呢？如圖2－3所示，T細胞的表面也有抗原受體，被稱為T細胞受體。和B細胞的抗原受體——B細胞受體的構造有些相似，但兩者是不同的分子。

前文已經說明了B細胞受體的鑰匙孔，與相當於鑰匙的抗原結合後，B細胞會開始增殖。但是，T細胞受體和B細胞受體不一樣，如果不符合某項條件，鑰匙（＝抗原）無法與鑰匙孔結合，T細胞就不會增殖。所謂的「某項條件」究竟是什麼呢？答案是，抗原必須由位於抗原呈現細胞膜上、名為MHC的分子所呈遞。這種現象就像前述的樹突狀細胞的抗原呈現。在正式說明抗原呈現這個現象之前，首先說明MHC是什麼樣的分子吧。

MHC是位於細胞表面的分子，人的MHC分子稱為HLA（human leukocyte antigen：人類白血球抗原）。每個人擁有的HLA都不一樣，種類非常繁多，所以可以作為個人辨識之用。簡單來說有點類似「名牌」。最早發現MHC的部位是人體的白血球表面，所以長期以來都是以白血球進行個人辨識的檢測（HLA檢測）。一開始稱MHC為白血球抗原或主要組織相容複合體。不過，後來發現MHC也存在於其他種類的細胞。

MHC分為第1型MHC分子和第2型MHC分子。第1型MHC分子存在於身體中的所有細胞，第2型MHC分子主要分布在抗原呈現細胞（以樹突狀細胞為主）。MHC最重要的機能有二。第一是發揮「名牌」功能，用以區分自己或他人。器官移植時，如果捐贈者和受贈者的MHC互相排斥，器官就無法順利移植。「名牌」不合的話，捐贈者的器官會被受贈者的細胞視為異物，接著被受贈者的免疫系統破壞。

順帶一提，人體的紅血球只有Ａ、Ｂ、ＡＢ、Ｏ四個類型，而ＭＨＣ分子的種類數量則明顯超出許多。以人的ＨＬＡ型為例，光是第1型ＭＨＣ分子，至少就由三種基因決定。我們的基因從父母親各自繼承一個，所以每個人至少擁有六個第1型ＭＨＣ分子。每個人擁有的六個基因內容因人而異，而第1型ＭＨＣ分子的類型便由這三種（六個）基因的排列組合所決定，呈現了高度的多樣性。

不僅如此，第2型ＭＨＣ分子也是由幾種個人之間落差甚巨的基因組合排列而成，所以第1型加上第2型所組成的ＨＬＡ（人的ＭＨＣ），種類千差萬別。以器官移植來說，如果「名牌」不符合就無法順利移植，這也是為什麼尋找合適的捐贈者，會比輸血困難不知多少倍。

ＭＨＣ分子的另一項機能是讓一部分的抗原與自己結合，再將之呈現在細胞膜上。呈現抗原的細胞稱為抗原呈現細胞，其中最具代表性的是樹突狀細胞。舉例而言，如果抗原是蛋白質[※註2]，就會被樹突狀細胞吞噬，分解成無數小小的肽，其中，只有能夠和自己的ＭＨＣ分子結合的肽，會在樹突狀細胞內與ＭＨＣ結合，和ＭＨＣ一起送到細胞表面，當作抗原肽

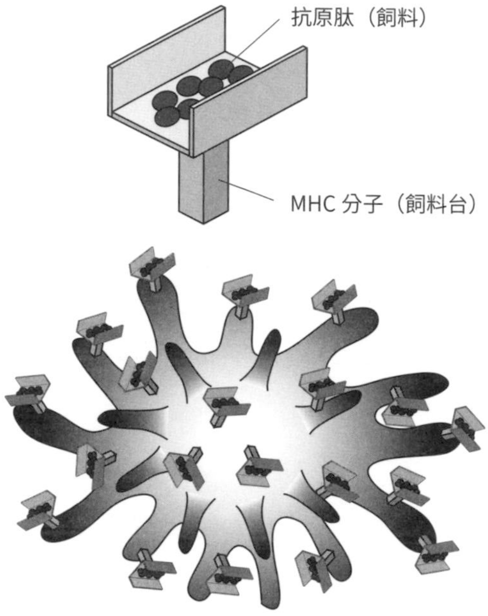

從抗原呈現細胞（圖為樹突狀細胞）
的細胞表面往外突出的 MHC 分子

抗原呈現細胞（＝蛋白質）被分解成肽後，會被放在MHC分子（飼料架），呈現至細胞表面。在細胞表面大量呈現抗原肽的細胞，稱為抗原呈現細胞

圖 2－6　MHC分子是載送抗原的飼料台

呈現在細胞上。說得淺白一點，那就是「樹突狀細胞就像抗原分解的工廠，在特殊的房間把抗原分解成肽，其中，只有能夠與MHC分子結合的某些肽，會被放在輸送帶送出房間，最後送到細胞表面呈現給T細胞，讓它知道這是抗原」。

那麼，為什麼MHC分子能夠結合抗原呢？從MHC的形狀可以找到答案。MHC的形狀就像一個

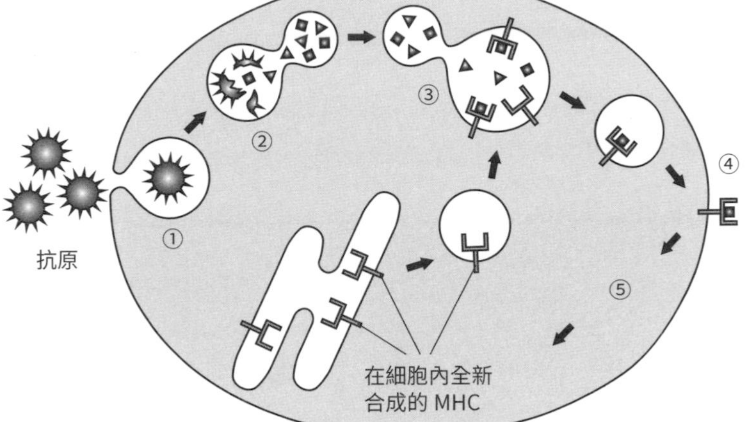

① 抗原被吞入細胞
② 分解抗原，製造出抗原肽（飼料）
③ 抗原肽（飼料）被放在 MHC（飼料台）
④ MHC＋抗原肽被送到細胞表面，呈現給 T 細胞
⑤ 再次回到細胞內分解，再合成

外來性抗原進入細胞內，會被分解為肽，再被放在MHC分子之上，呈現於細胞表面。被呈現的抗原，經過一定時間會再次回到細胞被分解。本圖表示的是第2型MHC分子。如果是第1型MHC分子，會與存在於細胞內、從蛋白質分解的肽結合

圖 2－7　抗原在細胞內被分解為肽，接著被放在MHC分子呈現於細胞表面，之後會被分解

餵食小鳥的飼料架，從細胞表面往外突出。盛放飼料的部分有溝槽，溝底放著飼料（抗原肽）。MHC就像一個縮小版的活動式飼料台（圖2-6上）。

飼料台是細胞內的蛋白質合成下的產物。只要一合成，立刻被放到細胞內的輸送帶，移動到細胞表面。經過一定時間後會回到細胞被分解，再度合成。這樣的步驟會一再反覆。這時，MHC會通過抗

MHC分子	結合肽的種類
第1型	內因性肽
第2型	外因性肽

MHC由第1型MHC分子和第2型MHC分子組成。第1型MHC分子會和細胞內的蛋白質或來自病毒的肽（內因性肽）結合，第2型MHC分子則和從細胞外進入、來自蛋白質的肽（外因性肽）結合

圖2－8　透過MHC與肽的結合以形成MHC．抗原複合體

原被分解的房間，只把能夠與自己的MHC結合的肽放在飼料台。這些MHC肽複合體被放上細胞內的輸送帶後，最後會抵達細胞表面。

每一個抗原呈現細胞中有數萬個MHC分子，從細胞往外突出，上面乘載著抗原肽（圖2－7）。

這就是抗原呈現給T細胞的方式。之後，身為飼料台的MHC和抗原肽隨時會被回收至細胞內分解。重新合成之後，再回到細胞表面。由此可見，這是個很忙碌的系統，隨時都在運作（圖2－7）。看完上述說明，各位是否能夠理解「MHC是個活動式的飼料台」這句話的意思呢？我想，它就是微縮世界的迷你飼料台吧。

MHC會和什麼樣的肽結合也有一定的規則。「結合在第1型MHC分子的是原本細胞就有的、來自蛋白質的肽（順帶一提是內因性肽）。另一方面，結合在第2型MHC分子

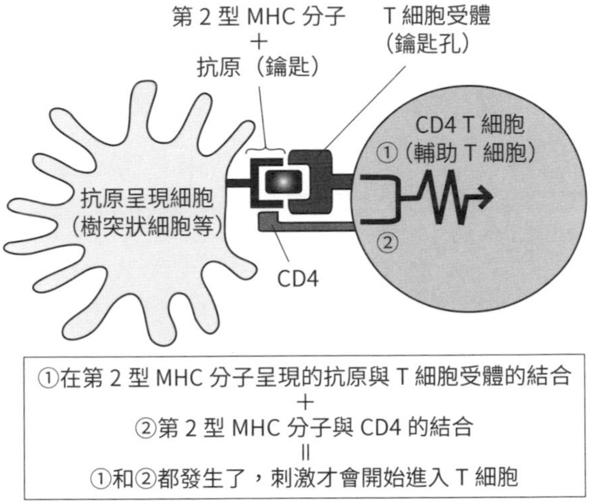

T細胞辨識抗原時，放在MHC上的抗原肽會與T細胞受體結合。此外，以CD4 T細胞而言，CD4分子必須與抗原呈現細胞上的第2型MHC分子結合（上圖），而CD8分子T細胞則是CD8分子必須與第1型MHC分子結合（下頁上圖）。換句話說，除了抗原肽與抗原受體的結合，MHC分子也必須和CD4或CD8結合，如此一來，適當的刺激才會進入T細胞，開始增殖。

圖2－9　T細胞辨識呈現於抗原呈現細胞的MHC分子上的抗原肽

的是外因性肽。外因性肽是被抗原呈現細胞吞噬的抗原被分解後的產物」（圖2－8）。

不過，如果再說明得仔細一點，與第1型MHC分子結合的，並不只有從自體蛋白質而來的肽。當人體感染病毒時，在細胞內增殖、來自病毒的肽也被視為內因性肽而結合。結合在MHC的肽以「抗原」的型態呈現給T細胞。因此，如同前述，這樣的肽又稱為抗原肽。

不論第1型MHC分子還是第2型MHC分子，都是在細胞內與肽會合，再送到抗原呈現細胞的表面，

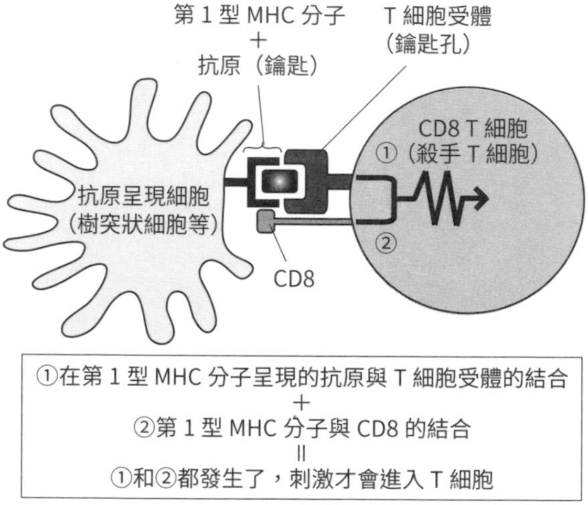

以ＭＨＣ．抗原複合體的型態呈現於細胞上（圖２－９）。

順帶一提，演化程度愈高的動物，其ＭＨＣ的多樣性也愈高。我想這反映出ＭＨＣ的多樣性對動物的進化是有利的。換言之，ＭＨＣ的多樣性愈高，可能呈現的抗原肽也愈為多樣化；具備多種ＭＨＣ的動物，因為能夠呈現各種病原體的抗原肽，也更容易活化免疫系統。

ＭＨＣ多樣性高的人類，容易對病原體發揮有效的免疫反應，尤其是擁有能夠呈現來自病原體的抗體肽之特定ＭＨＣ的人能免於受到病原體感染，安然無恙的機率或許比其他人高。有關ＭＨＣ的發現，全球各地之間的落差極大，或許這也反映了存在各地的病原體各有不同。簡單來說，就是特定的病原體選擇了具備特定ＭＨＣ的集團。

D　淋巴球是後天性免疫系統的主角

淋巴球針對特異抗原反應的能力，會在個體發生抗原反應時逐漸形成（後天獲得），所以淋巴球參與的反應系統又稱為後天性免疫系統。免疫系統就像成衣和訂製服的組合。能夠對特定的異物產生反應的淋巴球，就像成衣，已經事先在百貨公司上架，只要適合穿這些衣服的顧客（＝異物）進店，就會開始增加衣服產量，尤其針對最符合顧客體型的衣服大量生產。這樣看起來就像訂製服了。換言之，唯有受到抗原刺激的淋巴球才會增殖。結果造成細胞表面擁有ＣＤ４的Ｔ細胞（輔助Ｔ細胞），會協助Ｂ細胞，使其製造大量對抗原具有特異性的抗體，用以排除異物。相對地，細胞表面擁有ＣＤ８的Ｔ細胞（殺手Ｔ細胞），則身負在病毒入侵時將之消滅的責任，它能夠挑出入侵體內的特定病毒，再將之排除（圖２－２）。

此外，前述由吞噬細胞引起的反應，在個體產生時就已經存在，所以被稱為先天性免疫系統。和後天性免疫相比，特異性沒有那麼明顯。吞噬細胞不像淋巴球，擁有高多樣性

	先天性免疫系統	後天性免疫系統
主要參與細胞	包含白血球（樹突狀細胞、巨噬細胞、NK細胞……）等體內所有的細胞	以淋巴球為主
使用的感測器	模式辨識受體	T細胞受體 B細胞受體
感測器的特異性	低（粗略的辨識）	非常高
反應開始速度	快速（幾分～幾小時）	慢（數日）
反應持續時間	短	長
記憶	無	有（第二次以後的反應會比第一次強烈）

以對比的方式呈現先天性免疫系統和後天性免疫系統的差異。以胚胎學（Embryology）的觀點而言，先天性免疫系統較後天性免疫系統原始，在異物入侵時首先啟動，接著才是後天免疫上場。

圖2－10　先天性免疫系統與後天性免疫系統的差異

的抗原受體，但擁有第三章即將解說、稱為模式辨識受體的分子群。此類受體會從入侵者的外觀進行粗略的識別，確認「對方的樣子是不是和我不一樣」，因而命名。當異物入侵體內，先天性免疫系統便靠著模式辨識受體區別異物，在活化的同時將之排除。排除完畢後，反應就此結束。

不過，如果異物沒有完全被排除乾淨，先天性免疫系統就會催促後天性免疫系統出動，讓淋巴球對抗原產生特異性反應，也就是針對式的準確反應。以武器來比喻的話，第一步使用步兵（吞噬細胞等），以槍矛等比較原始的武器進行戰鬥，接著出動使用精準度較高的弓箭和大砲的武士（淋巴球），瞄準目標攻擊。圖２－10為各位整理了先天性免疫系統和後天性免疫系統的差異。

⑦先天性淋巴球

在前一章花了許多篇幅介紹的淋巴球擁有抗原受體，能夠對抗原做出特異性反應，是組成後天性免疫系統的重要成分。另一方面，也有人發現有一群外型和淋巴球非常相似、但不具備抗原受體，在先天性免疫系統扮演著重要角色的細胞，那就是先天性淋巴球。

目前已知的先天性淋巴球共分為三種類型，每一種都負責細胞之間的聯繫工作，製造大量的細胞激素，而每一種淋巴球分泌的細胞激素各有不同。不過，不論在先天性免疫系統或後天性免疫系統，這些細胞似乎都身負重責大任。在正常情況下，它們在異物的排除和修復受損的組織兩方面都發揮重要功能，但目前已經證實，如果出現異常活化的情形，就會刺激先天性免疫系統和後天性免疫系統，造成氣喘和異位性皮膚炎等疾病的病狀惡化，發炎症狀慢性化。

總而言之，根據狀況的不同，先天性淋巴球發揮的效益好壞參半。那負責掌控先天性淋巴球的是誰呢？最近有報告指出是由神經系統負責調節，讓先天性淋巴球不會造成負面影響。鑒於壓力和發炎慢性化有著密切的關係，我想這是非常值得探討的看法。

⑧ＮＫＴ細胞

ＮＫＴ細胞是具備ＮＫ細胞和Ｔ細胞兩者特徵的細胞，細胞表面上的Ｔ細胞受體和一般的不太一樣。一般的Ｔ細胞受體只會和來自蛋白質的肽結合，但ＮＫＴ細胞擁有的Ｔ細胞受體能夠讓特定的糖脂質與自己結合，如果用這種糖脂質刺激ＮＫＴ細胞，就會分泌特定的細胞激素。

ＮＫＴ細胞似乎和先天性淋巴細胞一樣，都會對先天性免疫和後天性免疫產生作用。ＮＫＴ細胞的數量和罹患癌症的機率呈現反比，所以似乎與致癌性及癌症的惡化有關。為了驗證這一點，目前理化學研究所的谷口克先生所帶領的團隊，正嘗試向癌症患者投予以糖脂質刺激後的ＮＫＴ細胞。

2-2 不可忽略的配角們——白血球以外的細胞

一路談到現在，本書把白血球視為與發炎有關的主要細胞。原因在於，我們很早就知道多數的白血球會進駐發炎病灶，製造促發炎細胞激素等各種物質，產生發炎特有的症狀（發紅、腫脹、灼熱、疼痛）。但是，如同前述，若白血球是參與發炎的唯一重要角色，那麼不論是哪裡的組織發炎，理應都會產生同樣的症狀；實際上卻並非如此。在皮膚引起的發炎症狀和在腸道引起的發炎症狀，狀況大不相同。

因為原本就存在於組織的固有細胞，其實和發炎的發展流程十分密切。過去十年，我們陸續獲得了許多新知，教科書也因此進行大幅度的改寫。

具體而言，覆蓋在組織表面的上皮細胞之下的是纖維母細胞、覆蓋血管內側的內皮細胞，還有其外側的平滑肌細胞等最初就棲息在臟器的各種細胞，當異物入侵時，也能夠直接感知，製造各種細胞激素。此外，當它們受到白血球製造的促發炎細胞激素的刺激時，也能夠間接感知到異物入侵。

換言之，這些細胞在發炎這齣大戲當中，也是不可或缺的要角。在此之前，大家以為白血球是唯一的主角，而組織固有的細胞，則類似不會移動的舞台裝置，但事實上，這些細胞也是參與發炎的重要分子。關於這部分，我還會在後面的章節進一步說明。

2-3 構成組織的環境因子（棲息在生物體的細菌等）

最近還有另一項發現，也就是構成組織的環境因子之重要性。其中之一便是棲息在組織的細菌。我們的腸內棲息著大腸菌等各種細菌，皮膚表面也棲息著許多細菌。這樣的細菌稱為常在菌叢。最近才得知在決定組織的反應性上，常在菌叢扮演著相當重要的角色。

舉例而言，為了治療細菌性下痢而一味投予抗生素的話，腸道發炎反而有可能變得更嚴重，原因是組成常在菌叢的細菌種類改變了。或許說到細菌，各位對它的印象大多較為負面，但有些棲息在體內的細菌，其實會對我們的身體產生正面的影響。後面的章節也會介紹，有些細菌甚至也可抑制發炎。

最近，美國以約八十萬名的孩童為研究對象，調查後得到值得深究的結果。出生後六個月內曾接受抗生素治療的嬰兒，和未曾接受抗生素的嬰兒相比，過敏的發作率高了四成左右（Mitre E. JAM Pediatrics, 2018）。原因可能是投予抗生素後，能夠抑制發炎的好菌也一併被消滅了。

話說回來，前文一直強調，當細菌入侵體內時，免疫系統會出動「軍隊」將之消滅，既然如此，為什麼常在菌叢能夠倖免呢？會引起疾病的細菌，必須突破組織的屏障才能入侵體內，所以免疫系統通常消滅的是活化後的細菌。但是，常在菌叢僅棲息在皮膚表面，不會輕易進入體內。腸道和皮膚都有黏膜或是上皮細胞構成的屏障，細菌則棲息在屏障之上。只要屏障沒有崩壞，它們就無法入侵組織。換言之，它們遇到免疫細胞的機率很低。

再者，即使真的遇上免疫細胞，免疫細胞也可能會踩煞車，不會對它們直接發動攻擊。另外，細菌似乎只能棲息在皮膚和腸道的某些地方。因此，若常在細菌棲息的空間已經滿了，後來的有害細菌也無容身之處，由此看來，常在細菌似乎也間接發揮了避免有害菌棲息的作用。

雖然篇幅稍長了些，以上為各位逐一解說的就是參與發炎反應的細胞群。希望各位記住一點，存在於發炎病灶的白血球依發炎的種類而有不同。以往大家以為白血球是參與發炎的唯一主角，其實原本就棲息於組織的細胞和細菌等，在發炎的發作、進行和平息等階段，都發揮了重要的影響力。舉例而言，肝臟發炎和腎臟發炎的情況絕對不會一樣。

另外也請各位不要忘記，我們身體的防禦系統由先天性免疫和後天性免疫所組成。首先出動的是辨識能力比較駑鈍的先天性免疫，如果光靠先天性免疫不足以排除異物，反應更為準確的後天性免疫便會上場。

※註1　發現巨噬細胞等吞噬細胞會吞食細菌、參與生物體防禦工作的人是俄羅斯的微生物家兼動物學家埃黎耶·梅契尼可夫（一八七五～一九一八）。他原本以為和存在於血液中的可溶性因子（抗體等）相比，吞噬細胞才是生物體防禦的主體，但如同前述，他最後發現身體的生物體防禦需要以吞噬細胞為主體的先天性免疫系統，以及負責製造抗體的後天性免疫系統，兩者缺一不可。

※註2　所謂的蛋白質，是多數的胺基酸透過肽鍵所結合之物的總稱。一般而言，五十個以上胺基酸串聯而成的稱為蛋白質，五十個以下稱為肽。蛋白質經由蛋白質分解酵素分解後成為肽。在抗原呈現細胞中形成的肽，與MHC分子結合後就可以向淋巴球展示「這就是抗原喔」的肽稱為抗原肽。

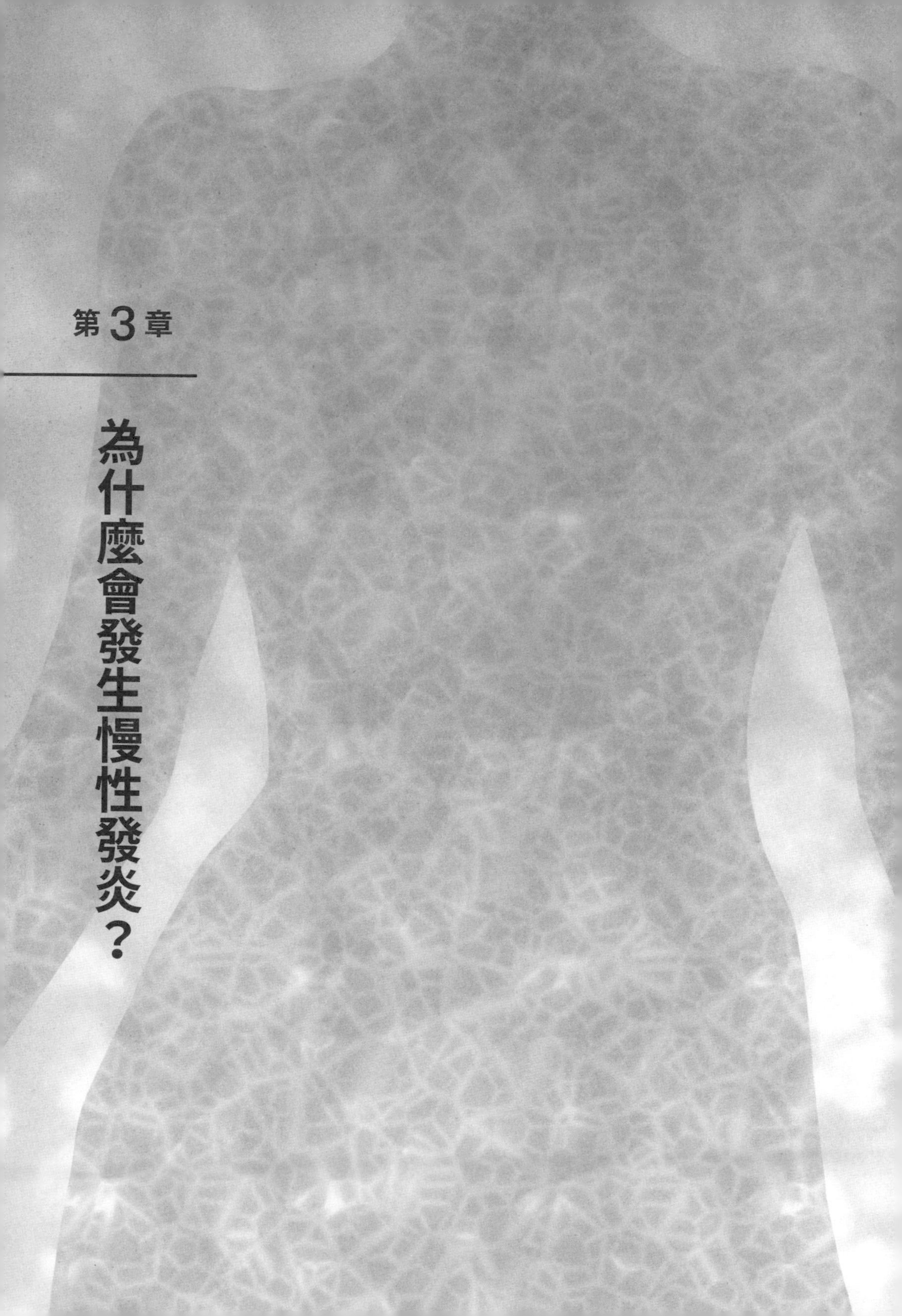

第3章

為什麼會發生慢性發炎？

3-1 掌握危險信號（Danger・Signal）的機制

本章的重點在於大略說明當異物入侵體內，我們的身體如何感知的機制。

①先天性免疫系統究竟如何辨識異物呢？

第二章說明了後天性免疫系統主要的構成成分為淋巴球，其特性是「細胞表面擁有抗原受體的分子，能夠正確地感知異物（抗原）的存在」。但是，構成先天性免疫系統的其他白血球，表面並不存在T細胞或B細胞具備的抗原受體。那麼，這些白血球是如何進行偵測的呢？

A　作為病原體感測器的TLR

二〇〇一年榮獲諾貝爾生理醫學獎的法國史特拉斯堡大學朱爾斯・霍夫曼（Jules Hoffmann）與美國德州霍華休斯醫學研究所的布魯斯・比尤特勒（Bruce Beutler），以及日本大阪大學的審良靜男、竹田潔兩位的研究團隊，解開了這個謎題。

首先，霍夫曼從果蠅身上發現能夠辨識黴菌感染的Ｔｏｌｌ分子。Ｔｏｌｌ的基因出現缺陷的果蠅，無法免疫黴菌的感染，進而一一死亡。接著，霍夫曼發現了即使注射了ＬＰＳ（脂多醣，一種細胞毒素）也不會死亡的小鼠（一般的小鼠在注射ＬＰＳ後幾乎都會死亡）。因此，他的鑒定結果是該小鼠身上有類似Ｔｏｌｌ的基因出現突變，並把該基因製造的蛋白質命名為Ｔｏｌｌ樣受體（類鐸受體，Toll-like receptor：ＴＬＲ）。

阪大的審良、竹田團隊又進一步發現ＴＬＲ有好幾個種類。他們依照ＴＬＲ的種類培育出各別的基因剔除小鼠，並尋找在ＴＲＬ結合的物質。結果得知，ＴＬＲ會辨識細菌和病毒等各種病原體的構成成分。

舉例而言，白血球表面的ＴＬＲ會與位於細菌的鞭毛表面、名為鞭毛蛋白的蛋白質結合，帶動白血球的活性化。相對地，ＴＬＲ５出現缺陷的白血球，則無法辨識鞭毛蛋白，就不能活性化。同樣地，研究團隊也證實ＴＬＲ２、ＴＬＲ７、ＴＬＲ３、ＴＬＲ９會分別辨識位於某種細菌細胞壁的肽聚醣、單鏈ＲＮＡ、雙鏈ＲＮＡ、來自細菌的ＤＮＡ，使白血球得到活化，並且促使具備促發炎細胞激素和抗病毒活性的I型干擾素產生。

換言之，每一種ＴＲＬ並不會仔細辨識每一種遇到的細菌和病毒，而是以模式辨識，

存在於細胞膜的TLR	辨識對象
TLR2	細菌的肽聚醣、脂壁酸、原蟲表面的特定蛋白質
TLR4	細菌的脂多醣
TLR5	細菌的特定蛋白質（鞭毛蛋白）
存在於細胞內囊泡膜的TLR	**辨識對象**
TLR3	雙鏈RNA
TLR7	單鏈RNA
TLR9	來自細菌和病毒的DNA（非甲基化CpG序列）

ＴＬＲ分為存在於細胞膜和囊泡的膜類。兩種都會辨識各種病原體的組成成分，扮演著病原體感測器的功能。僅列出代表性種類。

圖 3－1　病原體感測器ＴＬＲ與其辨識的對象

大略辨識病原體特有的組成成分。在活化白血球的同時，周圍的細胞也以間接方式刺激（發出警報）白血球的感測器（模式辨識受體）（圖3－1）。

從基因選殖的結果得知所有的ＴＬＲ都是由兩條肽組成的二聚體（化學上，由兩個分子結合成一個新物質的狀態）。ＴＬＲ主要存在於細胞表面（最常遇到細菌的地點），能辨識細菌的膜成分。另外也證實，辨識ＤＮＡ和ＲＮＡ等核酸的ＴＬＲ，大多存在於製造囊泡（病毒和細菌被分解的地方）的膜，並且各自在不同的地方發揮偵測病原體的功能。

病原體感測器	代表性成員	出現的特定部位	辨識對象
TLR	TLR1、2、3、4等約10種	細胞膜或囊泡膜	細菌、病毒等各種組成成分
CLR	Dectin-1、-2、Mincle等約 20 種	細胞膜	真菌細胞壁的組成成分
NLR	NOD1、2、NLRP1、2、3等約20種	細胞質	細菌、病毒等各種組成成分
RLR	RIG-1、MDA5等數種	細胞質	病毒 RNA
cGAS	只有cGAS	細胞質	雙鏈 DNA

細胞的表面和內部，存在著能夠與各種病原體的組成成分結合的分子群，發揮病原體感測器的功能

圖 3－2　屬於先天性免疫的病原體偵測群

B　其他先天性免疫系統的病原體感測器

了解TLR以後，同樣的研究也不斷持續進行，後來接二連三發現TLR以外的數種病原體感測器（圖3－2）。

例如，研究團隊陸續發現含有吞噬細胞的白血球其細胞質有辨識病毒RNA的RIG－I樣受體（RLR）、辨識來自細菌和病毒DNA的感測器cGAS、辨識細菌和病毒的特定組成成分之NOD樣受體（NL R），另外還有位於細胞膜上、能辨識黴菌表面之糖鏈的C型凝集素受體（CLR）等各種各類的感測器。

換言之，構成先天性免疫的細胞表面和內部，存在著能夠辨識病原體特定基因的感

測器。當這些感測器察覺到異物的存在，信號就會進入細胞，促使身體製造促發炎細胞激素和具備病毒活性的干擾素等。從為了消滅病原體而開始發炎這點看來，這些感測器相當於先天性免疫系統的偵測人員，能夠感知異物的入侵。

第二章已經說明T細胞受體和B細胞受體的種類多樣，大概超過一百萬種，目的是為了藉由基因重組，產生製造受體的新基因。相對地，TLR、RLR、NCL、CLR等先天性免疫感測器則不會產生基因重組，而是直接利用基因組的遺傳資訊。

目前已經知道TLR、RLR、NCL、CLR的種類相當繁多，但全部加起來也不會超過一百種。不過如同前述，每一種感測器的辨識範圍相當廣大，因此整個團隊能夠辨識的種類也不在話下。

C　也在白血球以外的細胞發現了病原體感測器

研究團隊幾乎在同一時間知曉另一項令人震驚的事實：上述各種病原體感應分子並不是只存在於白血球，而是幾乎能在體內所有的細胞裡找到（圖3－3）。這個發現意味著有能力感知病原體的不只有白血球，而是所有的細胞。事實上，為了確認這一點所進行的

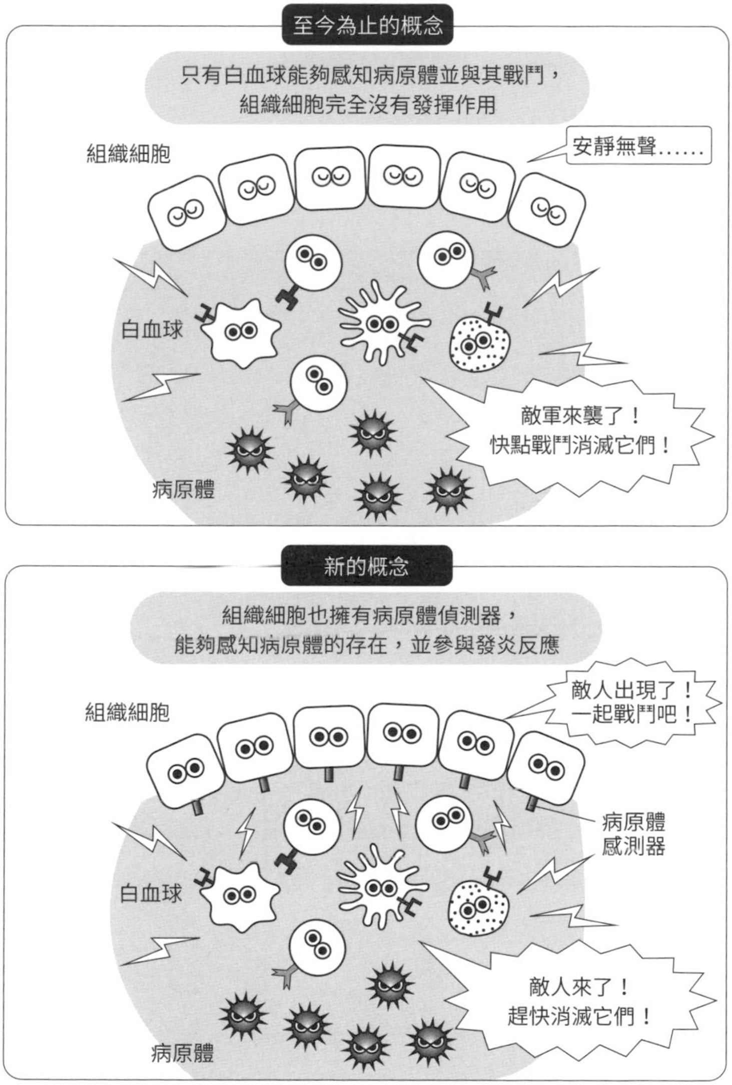

以往認為能夠感知病原體的只有白血球。透過近年來與先天性免疫有關的研究，已經證實基本上所有的細胞都具備病原體感測器，並參與發炎反應

圖 3－3　病原體感測器存在於所有的細胞

實驗，也提供了再明確不過的證明。

此項新發現是足以大幅改寫現行醫學、生物學教科書的重要事實。因為以往教科書內容記載的是「能辨識異物並將之排除的是白血球，組織細胞只是單純的背景角色，頂多是配角」。另外，這個新發現也意味著當異物入侵體內，引起發炎的是白血球和周圍的細胞。透過這一點，我們或許可以將之視為因慢性發炎引起的組織發炎時，為何白血球會很難消失的可能性之一了。

D　部分的病原體感測器也能辨識自體成分——PAMP和DAMP

研究團隊更理解了三項驚人的事實。那就是，這些病原體感測器不僅是辨識細菌和病毒等病原體的組成成分，甚至能辨識一部分的自體成分。

舉例而言，會與位於細菌壁的LPS毒素結合的TLR4，能夠識別細胞在受到損害時釋放的部分蛋白質和脂肪酸，促使各種細胞產生多種促發炎細胞激素。NLRP3是NLR的一種，它不僅能夠辨識痛風發作時囤積於組織的尿酸結晶，也有能力辨識動脈硬化時囤積的膽固醇結晶，以及阿茲海默症發作時，囤積在腦部的β類澱粉蛋白。它與促發炎細胞激素的產生有關。

換言之，這些感測器並非只能從病原體等外部感應到「危險信號」，例如，細胞受損時，由自體細胞釋放的物質或沉澱於組織的物質，都能被當作危險信號接收。簡單來說，這些感測器不僅針對外界的入侵者，也偵測得到「來自內部的壓力」。換句話說，能夠刺激先天性免疫系統的感測器（＝引起發炎）的，並不是病原體的專利。這項驚人的事實也改寫了以往教科書的內容。

順帶一提，「來自內部的壓力」當中，有一些經常製造、但非常少量的物質，普遍認為，先天性免疫感測器也能夠感知這些物質。東京大學醫科學研究所的三宅健介教授把這種非起因於病原體等外界刺激的反應命名為「自然發炎」。

接下來針對先天性免疫的感測器稍作說明。其辨識模式可分為兩大種。第一種是病原體成分中特有的分子模式ＰＡＭＰ（pathogen-associated molecular pattern：病原體相關分子模式）。存在於部分細菌細胞壁的毒素ＬＰＳ，以及存在於許多細菌鞭毛上的鞭毛蛋白，都屬於典型的ＰＡＭＰ。

另一種是在細胞受損時釋放的模式，稱為ＤＡＭＰ（damage-associated molecular

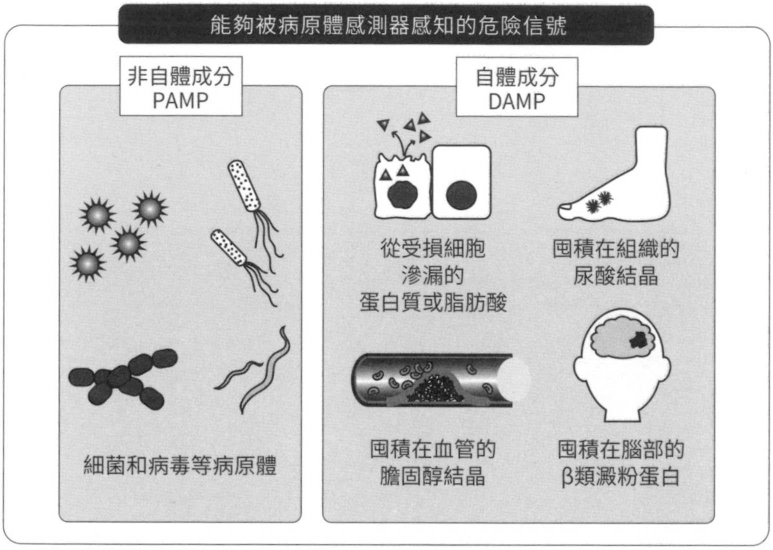

在病原體特有存在的分子構造（分子模式）稱為PAMP，當細胞受損時漏出的分子構造和囤積在組織的分子構造稱為DAMP。病原體感測器除了PAMP，也會辨識DAMP

圖 3－4　病原體感測器能夠辨識非自體成分PAMP和自體成分DAMP

pattern：損害相關分子模式）。例如以細胞能量使用的ATP，當細胞死亡時會釋放到細胞外，刺激先天性免疫感測器，所以算是典型的DAMP。另外，從受損細胞釋放的熱休克蛋白和名為HMGB1的蛋白質也是較為人所知的DAMP。

也就是說，先天性免疫系統的感測器不單會辨識病原體上的PAMP，也能夠辨識正常細胞受損時所釋出的部分自體成分（圖3－4）。這些感測器會辨識位於PAMP和DAMP上具有特徵性的分子模式，所以也稱為模式辨識受體（PRR：pattern recognition receptor）。

總而言之，不僅是PAMP，連DAMP也會刺激模式辨識受體，還會促使細胞製造促發炎細胞激素和其他促發炎物質。游離脂肪酸、膽固醇結晶、β類澱粉蛋白之類的DAMP，都是不正常的飲食生活和組織承受壓力下的產物，如果沒有順利排除，會化為「來自內部的壓力」，逐漸累積在身體的組織，成為慢性發炎的原因（圖3－5）。這些要素若不斷積累，代謝症候群（內臟脂肪過高，再加上高血壓、高血糖、脂質代謝異常的狀態）或阿茲海默症會跟著惡化。

此外，一旦開始發炎，就會產生DAMP。這時，如果無法順利將局部的DAMP排除，發炎會日趨嚴重，甚至有可能演變成慢性發炎。另一方面，作為先天性免疫感測器的模式辨識受體，其作用若能順利被控制，照理來說就能澈底排除PAMP和DAMP，並且預防各種疾病的惡化。對處於高齡化社會的現代人來說，無疑是一大福音。

事實上，PAMP負責啟動先天性免疫系統，而且一般對先天性免疫系統較後天性免疫系統更早作動的認知，由美國哈佛大學的查理斯．詹韋（Charles Janeway）和他的學生魯斯蘭．麥哲托夫（Ruslan Medzhitov）自一九九〇年代後半葉提倡。大約二十年之後，

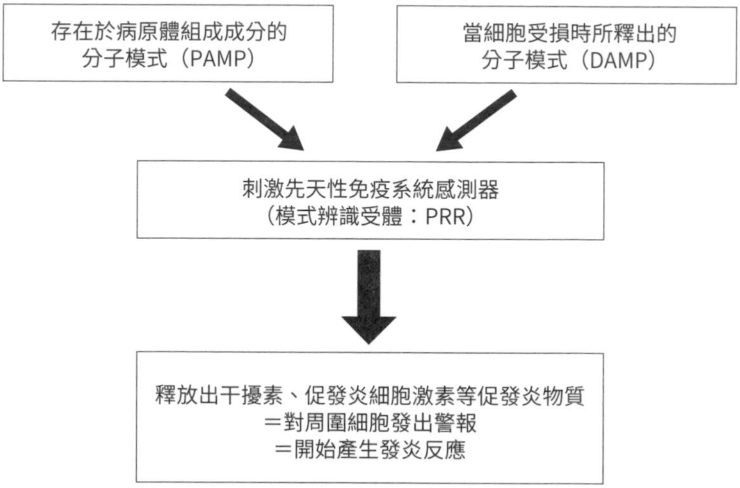
存在於病原體組成成分的
分子模式（PAMP）
當細胞受損時所釋出的
分子模式（DAMP）
刺激先天性免疫系統感測器
（模式辨識受體：PRR）
釋放出干擾素、促發炎細胞激素等促發炎物質
＝對周圍細胞發出警報
＝開始產生發炎反應

先天性免疫系統感測器，除了PAMP也會辨識DAMP。辨識的結果是引起發炎。如果發炎的情況一再持續，會惡化成代謝症候群和阿茲海默症等疾病。

圖 3－5 先天性免疫系統感測器（病原體感測器）一旦辨識PAMP和DAMP，就會引起發炎

朱爾斯・霍夫曼、布魯斯・比尤特勒，再加上發現樹突狀細胞的洛克斐勒大學的瑞夫・史坦曼（Ralph Steinman），這三位因為闡明先天性免疫活性化的機制而榮獲諾貝爾生理醫學獎（二〇一一年）。

令人扼腕的是，這個概念最早的創始者詹韋教授，在前述三位榮獲諾貝爾獎的八年前（二〇〇三年）病逝，享年六十歲。如果他本人當時在世，應該也能享有此殊榮吧。另外，史坦曼在二〇一一年十月三日諾貝爾獎公布的前三天因胰臟癌病逝。但是諾貝爾委員會在決定獲獎者的時間點，並未掌握他本人已經去世的消息，因此仍維持授獎的決定，為他頒發諾貝爾獎。

接著，讓我們一起了解如何透過ＰＡＭＰ和ＤＡＭＰ活化先天性免疫系統，促使促發炎細胞激素產生的機制吧。

②何謂發炎的幕後黑手——發炎體？

前文已經說明「受到發炎刺激的細胞會製造ＩＬ－１等促發炎細胞激素和Ｉ型干擾素，對周圍的細胞發出警報」。換言之，當先天性免疫系統的感測器受到刺激，就會把信號送達至細胞核，活化促發炎細胞激素（ＩＬ－１、ＩＬ－18、ＩＬ－６、ＴＮＦ－α）和Ｉ型干擾素（ＩＦＮ－α、ＩＦＮ－β）的基因，在細胞內開始製造活化後的產物。

但是，促發炎細胞激素中的ＩＬ－１、ＩＬ－18，無法直接發揮作用，必須藉由細胞內的酵素——胱天蛋白酶１（Casoase－１）切割其一部分的構造才得以活化，否則無法發揮機能。不過，胱天蛋白酶１最初也不具備活性，必須透過接下來將要說明、被稱為發炎體的分子複合體得到活化，才能發揮其酵素活性。

換言之，細胞體內為了不讓促發炎細胞激素橫衝直撞，存在著一個安全閥，發炎體這種分子複合體才能夠開啟安全閥。細胞內發炎體的分子複合體，會跟著發炎刺激而形成；形成的複合體活化胱天蛋白酶1，而獲得活化的胱天蛋白酶1則讓促發炎細胞激素能夠發揮正常的機能（圖3－6）。簡單來說，發炎體一旦形成，發炎會逐漸擴散，從這個角度而言，或許可以將發炎體稱為「發炎的幕後黑手」吧。

發炎體（inflammasome）是一個複合單字，由表示發炎的「inflamma」和表示「～體」的「some」組合而成的複合單字。目前已知的種類至少有四種，其中有三種是先天性免疫系統之一的NLR組成成分。

一般的細胞有三種組成成分（NLR、轉接蛋白、胱天蛋白酶1前驅物）分別存在於細胞中的各處，幾乎不會形成發炎體。但是，只要發炎性刺激進入細胞，NLR、轉接蛋白、胱天蛋白酶1前驅物就會合而為一，不斷聚集成巨大的多分子複合體。這就是所謂的發炎複合體。此複合體會使胱天蛋白酶1前驅物得到活化，使其轉變為具備切斷機能的胱天蛋白酶1。

胱天蛋白酶1能夠切斷的對象是促發炎細胞激素IL－1和IL－18的前驅物。IL－1、IL－18被胱天蛋白酶1切除了一部分的構造後，才能夠發揮促發炎細胞激素的

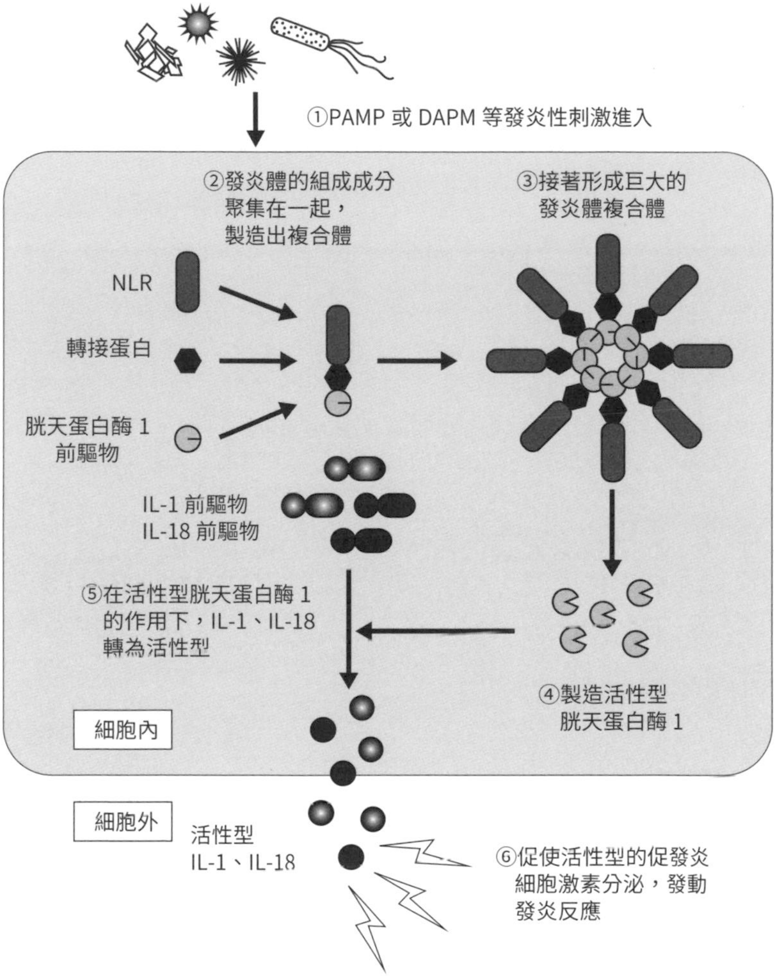
①PAMP 或 DAPM 等發炎性刺激進入
②發炎體的組成成分
聚集在一起，
製造出複合體
③接著形成巨大的
發炎體複合體
NLR
轉接蛋白
胱天蛋白酶 1
前驅物
IL-1 前驅物
IL-18 前驅物
⑤在活性型胱天蛋白酶 1
的作用下，IL-1、IL-18
轉為活性型
④製造活性型
胱天蛋白酶 1
細胞內
細胞外
活性型
IL-1、IL-18
⑥促使活性型的促發炎
細胞激素分泌，發動
發炎反應

發炎體的組成成分（NLR、轉接蛋白、胱天蛋白酶1前驅物）在細胞內分別存在於不同之處。細胞被PAMP和DAMP刺激後，發炎體的組成成分會聚集在一起，形成複合體。此複合體對胱天蛋白酶1前驅物產生作用，製造出活性型的胱天蛋白酶1。接著，胱天蛋白酶1對促發炎細胞激素（IL-1和IL-18）的前驅物產生作用，使其得到活化。活化後的促發炎細胞激素一旦被釋放至細胞外，發炎反應就會逐漸擴大

圖 3－6　發炎體透過PAMP和DAMP活化後，將促發炎細胞激素轉為活性型，促進發炎反應進行

發炎體的種類	活化的分子群
NLRP3	滲漏到細胞外的鉀離子、來自微生物的核酸或胞壁醯二肽、二氧化矽、石綿、膽固醇結晶、尿酸結晶
NLRC4	來自細菌的各種蛋白質
NLRP7	來自結核菌的脂肽
AIM2	來自細菌和病毒的雙鏈DNA（土倫病法蘭西斯桿菌、李斯特菌、牛痘病毒、巨細胞病毒等）

發炎體主要有四個種類，將其活化的分子群（PAMP、DAMP）也各不相同。不過，只要發炎體得到活化，不論哪一種都能夠進一步活化促發炎細胞激素（IL-1、IL-18）。

圖 3－7 主要的發炎體與活化發炎體的分子群

功能。換言之，受了發炎性刺激，產生了具備機能性的發炎體之後，才會產生能夠向周圍發出警報的促發炎細胞激素。接著發炎反應的開關才會啟動，使發炎反應持續進展（圖3－6）。

如同前述，發炎體至少有四個種類，能夠將之活化的分子群也各有不同（圖3－7）。不過，不論是哪一種分子群發揮作用，只要受到刺激形成了複合體，每一種發炎體都具備切斷IL－1和IL－18並將之活化的機能。

發炎性刺激消失後，發炎複合體就會四分五裂，失去機能。換句話說，發炎體在發炎（＝促發炎細胞激素被製造出來的時候）之後的短時間內被製造出來，也會隨著發炎的停止被分解。其形成和分解會一再循環。

但是，這個形成與分解的循環如果失去秩序，原本應該消失的發炎體卻沒有消失，發炎的情況就會愈發嚴重。事實上，最近發現的幾種遺傳型自體發炎疾病，都可以看到該循環失衡（＝發炎體異常活化）的現象。目前已得知原因在於形成發炎體的基因出現突變。簡單來說，就是因發炎體的異常造成全身發炎。看到這裡，各位是否能夠了解為何本書會把發炎體稱之為發炎的幕後黑手了嗎？

接下來的章節將說明發炎體的異常與疾病的關係。

③發炎體與疾病

前面已經說明活化促發炎細胞激素ＩＬ－1和ＩＬ－18少不了發炎體的參與。但是，如果細胞內有太多的發炎體，細胞也會死亡。細胞的死法很特殊，稱為細胞焦亡（pyroptosis）。「Pyro」是熱，「ptosis」是細胞死亡的意思。

慢性發炎若持續惡化會引起器官衰竭，而這點似乎和細胞焦亡有關。此外，即使細胞沒有死亡，但只要發炎體的活化持續過久，促發炎細胞激素會擴散到全身，導致全身發炎。如此一來，持續發炎的部位就會開始纖維化，組織也逐漸變硬、機能衰退。

A　自體發炎疾病

最近發現有幾種遺傳性的自體發炎疾病，起因源自於發炎體的異常活性化。這個發現公布後，引起了廣大的注目。這些疾病的總稱是自體發炎疾病（autoinflammatory disease）。因為辨明了這些疾病，終於完全釐清發炎體和促發炎細胞激素的關係。

自體發炎疾病的名稱和已經廣為人知的自體免疫疾病（autoimmune disease）非常類似，所以很容易被人混淆，在此稍作補充。自體發炎疾病是起因為發炎體的異常活性化之一系列疾病，而且所有的細胞都會出現發炎體的活化現象，體內也產生了發炎反應；相對地，自體免疫疾病則是免疫系統把自己身體製造的組織視為異物，引起淋巴球增生，攻擊自體的疾病，代表性疾病包括類風濕性關節炎、ＳＬＥ、乾燥症等。以自體免疫疾病而言，雖然在攻擊自體的淋巴球上也看得到發炎體活化的情形，但這是自我抗原辨識引起的次要反應。換言之，發炎體活性化是自體發炎疾病的主要致病因子，而對於自體免疫疾病則為次要因子。

接著回頭繼續談自體發炎疾病。在各種自體發炎疾病當中，長期以來備受關注的是發炎體之一的ＮＬＲＰ３異常活化，所造成的「Cryopyrin」相關週期性症候群。在日本，這是一種患者人數不過一百名左右、相當罕見的疾病，至於為何如此受到注目，理由在於此疾病的症狀，在抑制發炎體活化後的產物ＩＬ－１作用之後，竟然澈底消失，由此可以說明發病原因是特定發炎體的活化所造成。「Cryopyrin」是ＮＬＲＰ３的別名。

罹患此疾病的患者，因為ＮＬＲＰ３的基因突變，導致ＮＬＲＰ３發炎體特別容易活化。活化的結果造成身體多處組織發炎，蕁麻疹、關節疼痛和發燒都是常見的症狀。不論是哪一種症狀，原因都是發炎體的異常活化，在局部製造了大量的促發炎細胞激素ＩＬ－１所致。可抑制ＩＬ－１的藥物，以及可抑制接收來自ＩＬ－１信號之ＩＬ－１受體的藥物，都能對此疾病發揮相當顯著的效果，由此也驗證了此疾病的肇因為發炎體的異常活化。

家族性地中海熱病也是自體發炎疾病之一。罹患該疾病的患者大多是居住在地中海沿岸的亞美尼亞人和土耳其人，日本的患者寥寥可數。此病的成因在於構成發炎體的「Pyrin」蛋白產生突變，使得發炎體異常活化，因此造成患者全身發炎（腹膜炎、胸膜炎、關節炎、發燒等）。抑制ＩＬ－１的藥物，可以對該疾病發揮很好的效果。換句話說，透過這些疾病，可以確定發炎體的主角確實是活性型的ＩＬ－１。

提到這點，有一件很有趣的小插曲。「秋水仙素」（colchicine）長久以來一直被當作治療家族性地中海熱病的特效藥。以往只知道秋水仙素的作用是可以阻礙細胞內的微管聚合，對它的其他作用一無所知。但是透過最近針對發炎體進行的研究，了解到其抗發炎效果源自其阻礙發炎體的複合體形成所致。

為了使發炎體發揮正常機能，其組成成分必須聚集在細胞內部，形成複合體，因此少不了在細胞內聚合後的微管※註1。「秋水仙素」能夠對微管產生作用，當作發炎複合體形成的阻害劑，也就是抑制發炎體發揮有效的機能。總而言之，透過最近的研究，這項使用歷史悠久的藥物之作用點，在發炎的研究領域上，其實相當於目前最受注目的發炎體活性的反應階段。

B　痛風

說到「秋水仙素」，讀到這裡的中年男性們，是否想到和它有關的其他疾病呢？答案是和年齡增長與代謝症候群有關的痛風。痛風發作時，能有效抑制伴隨而來的強烈疼痛的藥物，正是「秋水仙素」。不過如同上述，雖然使用的歷史悠久，但過去對該藥品的作用機制只有一知半解。

直到透過最近對發炎體的研究，才知道「秋水仙素」原來是發炎體的機能阻害劑。基於痛風也是因NLRP3發炎體異常活化所引起的疾病，由此證實，痛風也屬於自體發炎疾病之一。接下來繼續說明這點。

痛風是一種隨著血液中的尿酸增加，尿酸結晶囤積於組織中，結果造成腳大拇指根部等處關節發紅腫痛的疾病。有時候疼痛非常強烈，甚至連風吹都會感到疼痛，因而以此命名。痛風以前被歸類為富貴病之一，其實發病的原因並非營養過剩，而是無法順利代謝尿酸（尿酸製造過多，或者排泄變差）。有九成以上患者都是男性。

尿酸結晶不僅會囤積在關節，也會囤積在血管壁和腎臟，所以會成為動脈硬化和腎臟衰竭的元凶。尿酸值的上升對代謝症候群有直接的影響，已經罹患代謝症候群的患者，如果對居高不下的尿酸值置之不理，組織發炎的情況會隨之惡化，代謝症候群也會變得愈來愈嚴重。

或許有人會問，為什麼尿酸結晶囤積在組織裡會引起發炎呢？原因在於，尿酸結晶會以前述的DAMP（損害相關分子模式）的型態，直接刺激NLRP3發炎體，促使活性型ＩＬ－１產生，而且同時破壞粒線體（一種胞器），使發炎體受到進一步的刺激。活化後的ＩＬ－１，會對周圍的細胞產生作用，促使它們製造總稱為趨化因子[※註2]、一種能誘導各種細胞（細胞定向遷移）分子，因此喚來了嗜中性球和巨噬細胞進入關節內，引起強烈的發炎。因此，痛風也是因ＮＬＲＰ３發炎體的異常活化所誘發的疾病之一。

ＮＬＲＰ３發炎體，不僅可以透過尿酸結晶活化，也能藉由其他結晶物質獲得活性化，例如膽固醇結晶、沉澱於組織的石綿或類澱粉蛋白等。這一點似乎也會影響動脈硬化、惡性間皮瘤，以及糖尿病和阿茲海默症的發病。

接下來稍微離題。前面提到女性罹患痛風的比例很低，理由之一是女性荷爾蒙有促進尿酸從腎臟排泄的作用，所以女性的血中尿酸值遠低於男性。

此外，長期處於壓力過大的狀態也會提高痛風發作的機率，原因是細胞在壓力大的時候，容易製造尿酸，而且腎臟的功能也會受到壓力影響，降低排泄尿酸的效率。

另外，以前一談到痛風，經常被人提及的是，血中尿酸值與智能性活動度及領導能力之間或許有關聯性。實際調查論文後的結果，發現許多報告都提到血中尿酸值高的人，其ＩＱ、積極度，甚至連社會地位都有高人一等的傾向。可惜的是，究竟是因為尿酸高才有這樣的結果；或者是因為維持著高度智能性活動和壓力大的生活，尿酸值才因此上升的呢？能辨明兩者區別的報告似乎不多。

C　動脈硬化

所謂的代謝症候群，就是在肥胖、高血壓、糖尿病、血脂質異常這幾項當中，同時符合三項以上的狀態。當身體處於這樣的狀態會加速動脈硬化的進行，提高心肌梗塞和腦中風的風險。已有動脈硬化問題的人，大多會在血管發現膽固醇結晶。這些結晶被吞噬細胞吞食後，會刺激ＮＬＲＰ３發炎體，製造出活性型ＩＬ－１，造成發炎細胞聚集在動脈壁。受損的動脈壁在修復的過程中，會不斷地增生纖維母細胞，造成血管壁失去彈性而變硬，容易破裂。

動脈硬化也是一種發炎體異常活化的疾病。事實上，美國的研究團隊曾經以過去曾心肌梗塞發作、照理說動脈硬化已經惡化到相當程度的患者為對象，進行大規模的臨床實驗，向患者們投予抑制ＩＬ－１作用的藥物後，發現和沒有投予藥物的對照組相比，心肌梗塞和腦中風的發作機率降低了百分之十五。這個實驗結果相當耐人尋味。因為它除了證實抗發炎療法對治療動脈硬化有效，或許也提供了動脈硬化的肇因是慢性發炎的佐證。這也說明了今後針對動脈硬化的治療，可望會有更有效的新方法問世。

D　惡性間皮瘤

惡性間皮瘤是一種因長期吸入石綿所引起的惡性腫瘤，其為構成覆蓋肺部和腹腔膜的間皮細胞癌化。以往並不是很清楚石綿引起惡性腫瘤的機制，直到最近透過有關發炎體的研究，才確定石綿也是DAMP（損害相關分子模式）之一，同樣會刺激NLRP3發炎體，使其活化，導致被侵入的組織強烈發炎。從以下的實驗也得到了佐證。以人工方式降低NLRP3活性的小鼠和未經處理的小鼠相比，一樣投予了石綿，但前者惡性間皮瘤的發病時間較遲。

話說回來，為什麼持續發炎就容易罹患癌症呢？可能的原因有兩項，第一項是石綿會直接對間皮細胞產生作用，誘發癌症；第二項，因石綿而獲得活化的發炎細胞或是其產物對間皮細胞產生作用，間接誘發癌症生成。事實上，還不是非常清楚正確情況。

不過，目前已知只要抑制IL－1的作用，就能讓小鼠延緩惡性間皮瘤的發病。如同前述，在美國團隊以抑制ＩＬ－１作用的藥物所進行的臨床實驗上，和對照組相比，據說投予抑制ＩＬ－１物質的患者，大幅降低了罹患肺癌的風險。似乎只要抑制ＩＬ－１的作用，就能抑制發炎，連帶的阻截癌症生成。倘若此假設成立，那麼對於因吸入過多石綿的患者而言，只要抑制ＩＬ－１的作用，或許就能得到有效的治療。有關發炎與癌症的關係，本書第四章還會進行進一步的說明。

Ｅ　糖尿病

光是日本，糖尿病患者就超過三百萬人。糖尿病分為１型和２型。１型糖尿病是製造胰島素的β細胞受損，導致血糖上升的疾病，大約占了糖尿病的五％；２型糖尿病是胰島素的功能衰退，導致血糖上升，罹患比例超過糖尿病的九成。深受暴飲暴食與肥胖影響的是後者。

２型患者的胰臟常有名為胰島類澱粉蛋白的蛋白質沉積之情形。此蛋白質和胰島素同樣由胰臟的β細胞所分泌，以構造而言，其具備容易凝集的性質，所以和常見於阿茲海默症的β類澱粉蛋白一樣，容易在組織囤積。如果沉積在組織，胰島類澱粉蛋白就會像尿酸結晶和膽固醇結晶一樣，成為一種ＤＡＭＰ（損害相關分子模式），刺激ＮＬＲＰ３發炎體，促進活性型ＩＬ－１、ＩＬ－18等促發炎細胞激素產生。

ＩＬ－１還會促動其他的促發炎細胞激素ＴＮＦ－α製造發炎細胞，且ＩＬ－１、ＴＮＦ－α都會減弱胰島素對細胞的作用力，造成「胰島素阻抗」。胰島素的功能減退，會抑制身體對膽固醇的攝取與利用的能力，進而造成血液中的膽固醇上升，進入高血糖的狀態。

ＩＬ－１還會與糖尿病患者血液中增加的游離脂肪酸共同對β細胞造成壓力與傷害，使胰島素的分泌量減少，連帶促發高血糖的情況（圖３－８）。簡單來說，持續發炎的情況若不改善，確診糖尿病只是早晚的事。

以糖尿病而言，如果製造過量ＩＬ－１，會對身體造成負面影響。也就是說，只要抑制ＩＬ－１的作用，就能改善β細胞的機能，使糖尿病患者的血糖下降，最近也有了相關的研究報告。

根據上述內容，原本一直被視為代謝性疾病的２型糖尿病，其實與慢性發炎，或具體而言其病態的形成與發炎體持續異常活化，造成促發炎細胞激素跟著活化有著相當密切的

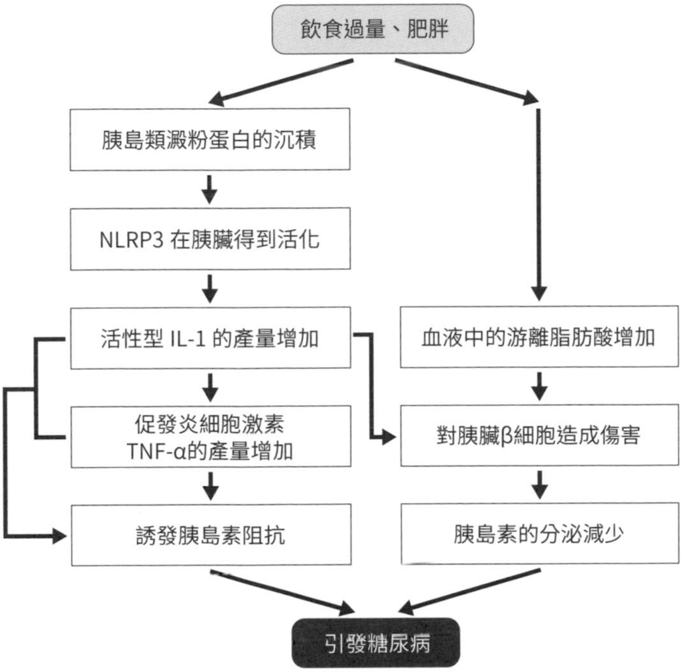
飲食過量、肥胖
胰島類澱粉蛋白的沉積
NLRP3 在胰臟得到活化
活性型 IL-1 的產量增加
促發炎細胞激素
TNF-α的產量增加
誘發胰島素阻抗
血液中的游離脂肪酸增加
對胰臟β細胞造成傷害
胰島素的分泌減少
引發糖尿病

飲食過量和肥胖，除了造成使血糖下降的荷爾蒙胰島素的分泌減少，胰臟的發炎也會導致胰島素的功能減退（＝誘發胰島素阻抗），最後演變成糖尿病發

圖 3－8　因飲食過量和肥胖，演變至糖尿病的經過

關係。

F　阿茲海默症

阿茲海默症是未滿六十五歲的早發性失智症罹患比例最高的疾病。根據日本平成二十八年（二〇一六年）版的《厚生省勞動白皮書》，日本的患者超過五十萬人，而且每年的人數持續增加，在日本已成為嚴重的社會問題。

此疾病的特徵是名為β類澱粉蛋白的蛋白質凝

集在腦部，形成老人斑（斑塊），而且神經細胞會逐漸死亡，失智症狀隨之每況愈下。β類澱粉蛋白由神經細胞和其周圍的神經膠質細胞所製造，以構造而言，具備製造多聚體、容易凝集的性質。凝集的β類澱粉蛋白一旦被腦的吞噬細胞（微膠細胞）吞食，NLRP3發炎體就會受到刺激，產生活性型胱天蛋白酶1，從而製造了活性型IL－1。

事實上已有報告指出，從阿茲海默症患者的腦部發現了大量的活性型胱天蛋白酶1；以小鼠為對象的實驗也一致顯示，腦部明顯累積了β類澱粉蛋白，使記憶力減退。但如果事先破壞NLRP3或胱天蛋白酶1，記憶力減退的程度會明顯減輕。如同上述，阿茲海默症很可能也是發炎體異常活化所引起的疾病之一；實際上為了治療阿茲海默症，目前也有人以發炎體為新的治療標的，持續進行療法開發。

稍微離題一下。目前針對阿茲海默症的新型療法來說，重點以開發能抑制β類澱粉蛋白生成與累積的物質為主，但是β類澱粉蛋白是否是阿茲海默症的唯一發病因素，現在的情況仍不明朗。

關於這點，我們或許能夠從一個值得玩味的研究報告獲得一些參考。這項研究是從一九八六年開始，以美國修道院多位修女為對象的「Nun Study」。之所以選擇以修女為研究對象，原因是她們長年居住在菸酒不沾的環境下，能夠在外力因素較少的情況下進行調查；另一個主要理由是，她們願意在過世後捐出自己的遺體供研究之用。透過研究得知的是，即使是沒有罹患阿茲海默症的人，有些人的腦部也明顯出現了β類澱粉蛋白沉積和腦部萎縮的情形。

其中最典型的是活到一〇二歲才過世的修女瑪莉。從β類澱粉蛋白沉積於腦部的程度來看，她的腦部看起來就像阿茲海默症患者的腦部，但據說她在過世之前，表現得毫無阿茲海默症的症狀。目前已經證實，能夠活化NLRP3的物質種類相當繁多，基於這一點，除了β類澱粉蛋白，很有可能還存在著許多能夠活化NLRP3發炎體的物質。

目前已知阿茲海默症患者的細胞內，存在於微管的蛋白質會出現異常凝集的現象，或許這也是發炎體得以活化的來源之一吧。

3-2 爲什麼慢性發炎不會停止，且會持續進行呢？

我想透過至今為止的說明，各位已經充分了解，不僅是從外界侵入體內的病原體和異物等外因性的危險信號，在身體異常時形成的分子群，包括尿酸結晶、膽固醇結晶、類澱粉蛋白，還有當細胞被破壞時所釋放的ATP、熱休克蛋白和HMGB等蛋白質，也會成為內因性的危險信號而引起發炎。

下一個問題是，為何有時候發炎不會停止，而是長期持續，演變成慢性發炎呢。答案有兩個可能。若把發炎的進行情況比喻成開車，其中之一就是「發炎的油門踩過頭了」，另一種情況是「抑制發炎的煞車故障了」。以前者而言，被細菌等異物感染時，病原體一直殘留在體內，不論過多久都不會消失的情況，就好比一直踩著發炎的油門沒有放開，導致發炎的情況遲遲不見好轉。另外，發炎體和促發炎細胞激素相當於發炎的油門，如果前者的形成和後者的功能出現異常，發炎的情況就會一直持續。不過，所謂的「抑制發炎的煞車故障了」其具體情況是什麼呢？為了使各位了解這一點，接下來請看看在發炎和免疫反應中，負責踩下煞車的角色有哪些吧。

①為先天性免疫踩煞車的角色

之前已經說明，巨噬細胞等吞噬細胞受到危險信號的刺激後，會活化發炎體，進而製造出活性型促發炎細胞激素（ＩＬ－１和ＩＬ－18）與促發炎性脂質（白三烯和前列腺素）。兩者的作用相當於為發炎反應踩下油門，所以發炎反應會持續進行。相對地，為了控制發炎，就需要能夠踩下煞車的角色。

從這個觀點來看，備受注目的是二十碳五烯酸（ＥＰＡ）和二十二碳六烯酸（ＤＨＡ）等ω－３脂肪酸與其代謝產物。

脂肪以甘油為骨架，附著三個長鏈脂肪酸。脂肪酸是由碳鏈連結而成的羧酸（帶有羧基－COOH的有機化合物之總稱）所構成。ω是希臘文的最後一個字母，以脂肪酸而言，意思是距離羧基（－COOH）最遠的碳原子，但這裡加上了甲基（$-CH_3$），所以ω的末端就是脂肪酸的甲基末端。另外，所謂的ω－３脂肪酸，意思是從甲基末端算起第三個碳原子和第四個碳原子之間為雙鍵（圖３－９）。

碳原子之間以雙鍵連接的是不飽和脂肪酸，所以ω－３脂肪酸是不飽和脂肪酸的一種。代表性的種類包括食用油中含有的α－亞麻酸及魚油裡的ＥＰＡ和ＤＨＡ。ＥＰＡ含量特別多的有沙丁魚、竹筴魚、鯖魚等青背魚。

ＥＰＡ和ＤＨＡ都無法在體內合成，只能從飲食中補充。大眾之所以如此關注ＥＰ

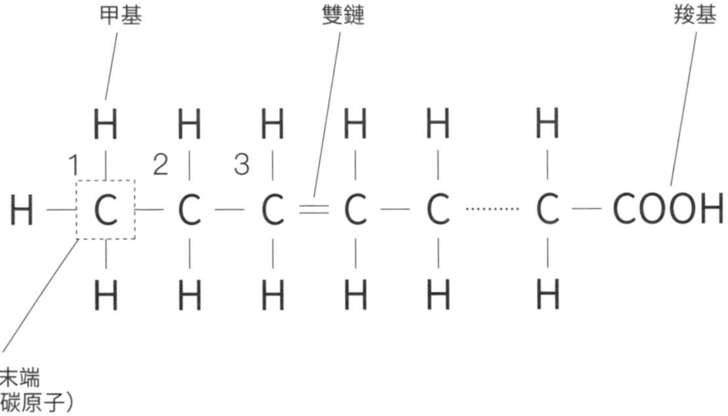

脂肪酸由C（碳）、H（氫）、O（氧）3種原子所組成，構造是由碳鏈連結而成的羧酸（－COOH）。分子內的碳鏈若沒有雙鏈就是飽和脂肪酸，含有1個雙鏈的稱為單元不飽和脂肪酸，含有2個以上的稱為多元不飽和脂肪酸。多元不飽和脂肪酸當中，甲基末端算起第3個碳原子和第4個碳原子之間為雙鏈的稱為ω－3脂肪酸。代表性種類有α－亞麻酸，它在進入體內後，會代謝為EPA、DHA。

圖 3－9 脂肪酸的結構式

A、DHA等油脂，原因要追溯到一項一九六〇年代後期針對居住在格陵蘭因紐特人進行的調查。

儘管因紐特人以魚和海豹為主食，鮮少攝取蔬菜，但死於心肌梗塞的機率卻非常低。檢測了他們的血液發現，血液中含有EPA、DHA等ω－3脂肪酸的比例很高。之後，美國在一九八九年發表了DART實驗（以約兩千名曾發生心肌梗塞的患者為對象）的結果，報告指出大量攝取魚類的患者，死亡率降低了二至三成。

但是，這份報告並沒有證實魚肉的攝取量和死亡率降低之間是否具關聯性，只是單純說明了聽從建議多吃魚的人，和沒有聽從建議的人相比，死亡率較低的事實。關於這點，我將在後面的章節做進一步的說明。

A　抗發炎性脂質

ＥＰＡ和ＤＨＡ的代謝物似乎有抑制發炎的功能。哈佛大學的有田誠（目前任職於日本理化學研究所）、查爾斯．瑟漢（Charles Serhan）兩位做出下述假設：當發炎結束時，組織裡必定存在著終止發炎的物質。因此他們以小鼠為對象，尋找有無具備抑制發炎性質的脂質。結果發現了止炎素（Resolvin）Ｅ１、止炎素Ｄ、保護素等脂質。有趣的是，這些脂質在實驗發炎模式上出現了強烈抑制發炎的效果，當ＥＰＡ在發炎部位代謝後，就會產生止炎素Ｅ１；而止炎素Ｄ和保護素Ｅ１，則是當ＤＨＡ在發炎部位代謝後產生。

如同前述，我們已經推測ＥＰＡ、ＤＨＡ等ω－3脂肪酸具備抑制發炎和保護心血管的作用，所以這些發現具備重大的意義。雖然不確定今後能否把這項作用重現於人類的慢性發炎疾病，假設可以，是否能以人工的方式在發炎部位製造出這些物質也還是未知數。除此之外，如果投予這些抗炎性脂質，是否能夠達到鎮定慢性發炎的實際效果等，都是今後需要釐清的課題。

B　抗發炎性巨噬細胞

第二章已經說明了身為吞噬細胞之一的巨噬細胞在吞入異物得到活化後，會製造促發炎細胞激素和引起發炎的脂質（白三烯和前列腺素）。這些物質的功用是向周圍的細胞發出警報。但是，透過近年的研究，發現實情比原本的認知更為複雜。在某些情況下，似乎也存在著另一種能夠抑制發炎的巨噬細胞。直到最近才為兩者做出了區別，將引起發炎的集團稱為1型（或M1），能抑制發炎的集團稱為2型（或M2）。

1型巨噬細胞，是來自血液的單核球在受到病原體入侵等刺激後，出現在組織內的產物，它所製造的促發炎細胞激素以TNF－α、IL－6、IL－1和I型干擾素為主。另一方面，2型巨噬細胞則是原本常駐於組織的巨噬細胞受到其他刺激時所分化而成的細胞，主要製造的細胞激素是IL－10。IL－10會對樹突狀細胞和巨噬細胞產生作用，阻礙其活化產生，所以具備抑制發炎的作用。2型巨噬細胞似乎還能進一步協助修復受損組織與血管再生等。

最近備受注目的是，這些巨噬細胞集團的功能轉換似乎和肥胖的惡化與糖尿病的發病息息相關。正常人的脂肪組織以２型巨噬細胞居多，但脂肪組織的２型巨噬細胞會隨著肥胖的程度上升而減少，而１型巨噬細胞則逐漸增加。

１型巨噬細胞的功能是製造促發炎細胞激素，促使其他細胞對胰島素產生阻抗，所以１型巨噬細胞的細胞集團一旦增加，胰島素的作用就會降低，血糖也因此開始上升，致發糖尿病。另一方面，２型巨噬細胞似乎負責維持脂肪細胞的恆常性，以免發炎無預警發生。換言之，肥胖的程度將促使存在於脂肪組織的巨噬細胞種類發生改變，有可能會對身體造成危害。

話說回來，為何１型巨噬細胞的數量和肥胖的程度成正比呢？其中一個原因似乎是隨著肥胖程度上升的特定脂質（尤其是長鏈的飽和脂肪酸）是直接或間接刺激模式辨識受體之一的ＴＬＲ４，造成脂肪組織產生了促發炎細胞激素，巨噬細胞得到活化，從２型轉變為１型。另一方面，正常脂肪組織以２型巨噬細胞居多的理由可能是，Ｔ細胞和先天性淋巴細胞能夠製造２型巨噬細胞分化時所需要的ＩＬ－４，它們原本就大多存在於脂肪組織裡面。

但是，至今尚不清楚為何T細胞和先天性淋巴細胞會存在於脂肪組織。無論如何，請各位記住巨噬細胞並不是只單純負責吞噬異物的「清道夫」，同時也具備複雜的調節機能，能在某些時候和場合抑制發炎，也可能促進發炎。

Mreg細胞

我們的腸道號稱存在著一百兆個常在細菌和大量來自食物的抗原。不過，在一般情況下，我們的身體並不會排除這些細菌，也不會對這些來自食物的抗原製造抗體。基於這點，有人推測腸道內有抑制過度免疫反應的機制。

大阪大學竹田潔教授的研究團隊證實了正常存在於大腸內的白血球中，擁有能抑制免疫能力的抑制性骨髓細胞（Mreg細胞）。這些細胞以附著在活化T細胞旁邊的形態存在，似乎是在接收到免疫控制性的IL－10發出的信號後得到活化，藉以抑制淋巴球的功能，防止過度免疫反應。至於和剛剛才提到的抗發炎性巨噬細胞之間有何關係，目前還不清楚。

②後天性免疫的煞車角色

後天性免疫也有負責踩煞車的細胞和反應模式。在此稍微說明後天性免疫調節機制。

A　抑制T細胞

如同第二章的說明，只靠以辨識模式為主的先天性免疫也無法將異物排除時，以淋巴球為主體的後天性免疫就會啟動，針對異物進行高特異性的準確攻擊。之後，如果順利排除異物，反應會在一週左右後逐漸減弱，直到完全停止。換言之，後天性免疫中，也有某個負責踩下煞車的角色吧。

負責踩煞車的角色是抑制T細胞。它也是T細胞之一，在免疫反應中負責踩煞車。早在一九七〇年代初期，澳洲國立大學的彼得．麥古拉（Peter McCullagh）、美國耶魯大學的迪克．葛森（Dick Gershon）便提出生物體內似乎存在著這種細胞的報告，但是對細胞的實體卻僅有模糊的概念，直到透過當時任職於京都大學、現任大阪大學坂口志文教授的研究，才藉由基因層級的分子定序證明了此細胞的存在。

坂口教授使用小鼠為實驗對象，累積了能夠證實抑制T細胞存在的實驗數據，到了二〇〇三年，從人體找到了製造抑制Ｔ細胞的主效基因Ｆｏｘｐ３。他發現如果此基因發生突變，就無法製造抑制Ｔ細胞；另一方面，如果在一般的Ｔ細胞中發現此基因，就會具備抑制Ｔ細胞的機能，能夠抑制免疫反應。換言之，他證明了只要主效基因Ｆｏｘｐ３作動，抑制Ｔ細胞的基因編程就會跟著啟動，製造抑制Ｔ細胞。

抑制Ｔ細胞負責製造ＩＬ－10、ＴＧＦ－β等抑制性細胞激素，藉以抑制輔助Ｔ細胞和抗原呈現細胞（多為樹突狀細胞）之間的相互作用，主要是替Ｔ細胞的作用踩下煞車。一旦Ｔ細胞的功能減弱，負責製造抗體的Ｂ細胞就會需要Ｔ細胞的輔助，換言之，如果Ｔ細胞的功能減弱，Ｂ細胞也會跟著停止作用，最後整個免疫反應都會結束。總而言之，抑制Ｔ細胞在後天系免疫反應中身負著踩煞車的重要任務。

幾乎每一本免疫學的教科書都載明最早發現抑制性Ｔ細胞的人是美國的迪克·葛森。但是，最初提出其存在的人其實是澳洲的彼得·麥古拉。他也是本書的其中一位著者（宮坂昌之）就讀研究所時的老師，具有強烈的愛國情操。他為了振興母國的免疫學，幾乎把自己所寫的論文都投稿至澳洲的免疫學雜誌，作風與眾不同。有關抑制性Ｔ細胞的論文也不例外。另一方面，葛森的論文則大多發表於英國和美國的免疫學雜誌，能見度比麥古拉高得多，所以葛森才會被視為抑制T細胞的發現者。由此看來，選擇在哪裡發表論文也是相當重要的問題呢。

B　無力反應（anergy）和輔助刺激因子

第二章說明過T細胞遇到負責呈現抗原的樹突狀細胞時，會依照狀況做出兩種截然不同的反應。第一種是T細胞得到活化，不斷增殖的積極反應；另一種是T細胞停止作用，無法回應抗原的消極反應。

後者的反應稱為「無力反應」或「免疫不反應」，這是一種為了避免對自己做出不利的免疫反應（攻擊），也就是避免自體免疫反應的重要機制。另外，癌細胞為了避免被免疫系統攻擊，似乎也會利用此機制。因此，以下針對這部分稍作說明。

首先解釋何謂無力反應。無力反應（anergy）是把代表無效的「a」，取代能量（energy）的開頭字母「e」而成的字彙，直譯的話就是「無效的能量」。在免疫學中，把向不必要的對象做出反應的現象稱為「allergy」，而它的異義詞就是「anergy」，意思是「對應該反應的對象沒有反應」。

接著是無力反應的內容本身。前面已經說明T細胞為了從樹突狀細胞收到抗原呈現而增殖，T細胞上的抗原受體（鑰匙孔）必須透過MHC分子與抗原肽（鑰匙）結合，同時T細胞上的CD4或CD8分子也必須和抗原呈現細胞（樹突狀細胞等）上的MHC分子結合。

事實上，T細胞為了增殖，還需要另一個必要條件。那就是T細胞必須透過某種分子，與抗原呈現細胞結合，使「輔助信號」的刺激進入T細胞裡。能夠提供這種刺激的分子稱為輔助刺激分子，或是協同刺激分子。

這些分子都是蛋白質，種類相當繁多。樹突狀細胞在受到異物刺激之前所擁有的輔助刺激分子很少，但受到刺激之後，細胞膜上會出現許多輔助刺激分子，尤其以CD80或CD86居多。另一方面，T細胞的膜上則經常出現CD28這種輔助刺激分子，它可以與CD80或CD86產生互補性的結合。

因此，當T細胞遇到活化性樹突狀細胞，T細胞上的CD28會和樹突狀細胞上的CD80或CD86結合，讓輔助信號進入T細胞內，而樹突狀細胞將抗原呈現給T細胞後，T細胞才能增殖。換言之，T細胞的增殖，除了需要透過來自樹突狀細胞的抗原呈現所帶來的抗原特異性的信號（＝信號1），也需要透過刺激分子，讓輔助信號進入細胞（＝信號2）。唯有這兩個條件都符合的時候，T細胞才會開始增殖（圖3－10上）。

相對地，如果只有信號1進入，而信號2沒有進入細胞，T細胞就不會進行增殖，不僅如此，還會陷入無力反應的狀態，即使之後遇到該抗原也不會產生反應。換言之，在信號1進入的狀態下，如果上述輔助刺激分子彼此沒有結合，T細胞就會陷入無力狀態（圖3－10下）。

例如，當自體反應的T細胞遇到呈現自體抗原的樹突狀細胞時，可以預見下列發展。

前一章已經說明，當異物入侵體內，樹突狀細胞會吞噬並分解異物，再把分解後的產物呈現在細胞表面。但是，樹突狀細胞呈現的不僅是異物，它也經常在細胞內分解自體的抗原，透過MHC分子呈現在細胞表面。吞食和分解自體抗原時，樹突狀細胞並未得到活化，所以抗原雖然被呈現在樹突狀細胞表面，但輔助刺激分子幾乎不存在。

基於這個原因，對自體抗原反應的T細胞如果遇到呈現自體抗原的樹突狀細胞，信號1雖然會在T細胞受體和抗原的相互作用之後進入細胞，但缺少了透過輔助分子進行的相互作用，所以信號2進不來。結果導致T細胞陷入無力反應，以後即使遇到同樣的抗原也

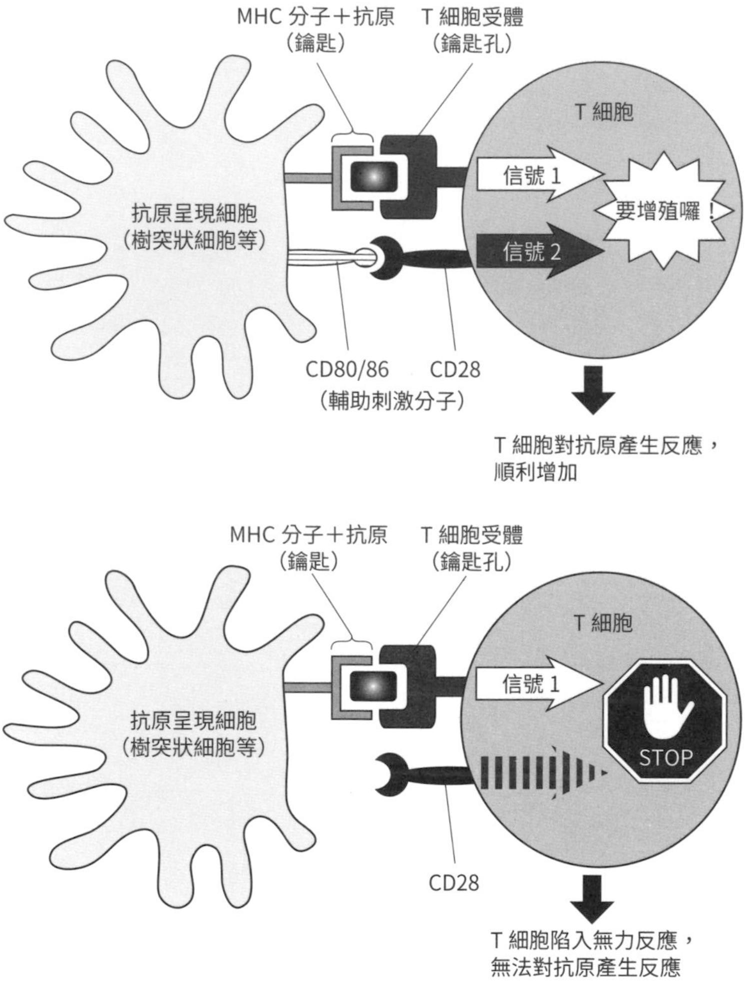

T細胞為了增殖，除了需要透過來自抗原呈現細胞的抗原特異性的信號（＝信號1），也需要透過刺激分子，讓輔助信號進入細胞（＝信號2）。唯有同時符合這兩個條件，T細胞才會開始增殖。如果只有信號1，就會陷入無力反應狀態，無法對抗原做出反應。此外，為了避免把這個圖表變得更加複雜，沒有加入CD4和CD8分子

圖 3－10　T細胞只有在信號1和信號2都進入細胞內，才會對抗原產生反應，開始增殖。但是，只有信號1進入的話則會陷入無力反應狀態，無法產生反應

無法產生反應。

換句話說，即使對自體反應的T細胞確實存在，反應卻無法被活化，所以不會對自己展開攻擊。簡單來說，輔助分子的作用與否，決定T細胞開始增殖或陷入無力反應。

看到這裡，或許有人會感到驚訝：「什麼？人體內竟然存在著攻擊自己的淋巴球？」事實上，如果體內一直都有對自體抗原產生反應的淋巴球，大概會很擔心自己的身體可能隨時都會受到攻擊了吧。事實上，對自體反應的淋巴球數量雖然很少，但確實存在於人體。前面也稍微提過，不論T細胞還是B細胞，其抗原受體都是基因隨機重組下的產物，所以也會製造出抗原受體對自體反應的淋巴球。

值得慶幸的是，我們的身體也具備了阻礙這種帶有危險性的淋巴球活化，或者將之除去的機制。其中最主要的部分就是存在於T細胞製造的胸腺和B細胞製造的骨髓中，稱為「負選擇」的機制。有了這項機制，只有對自體產生強烈反應的T細胞會被消滅。

不過，這項機制的篩選似乎並不是百分之百，多少會出現對自體反應的淋巴球流到胸線和骨髓之外的情況。其中一項負責避免讓這些淋巴球產生作用的，就是前文提過的抑制T細胞，另一個則是剛才說明的無力反應。

C　抑制性的輔助刺激分子群，也就是免疫檢查點分子群

前面提到的CD28、CD80、CD86等分子，都是具備促進T細胞產生反應的促進性輔助刺激分子。換言之，它們的任務就是強化免疫。不過，輔助刺激分子的種類很多，其中也有會抑制T細胞反應（＝對免疫系統踩煞車，使其作用減弱）的類型。這些抑制性分子可以發揮崗哨站的功能，抑制免疫反應，最近大多被稱為免疫檢查點。

近期備受注目的是與癌症相關的免疫反應，被發現具有抑制性的免疫檢查點分子愈來愈多，因此也產生了T細胞無法對癌細胞做出反應的狀況。看起來就像癌細胞對正常的抑制機制以其人之道還治其人之身，把T細胞誘導成無力反應的狀態。這點無疑會對我們的健康造成威脅。因此，接下來為各位稍微說明何謂免疫檢查點分子。

癌症的免疫療法之中，最近特別受到關注的分子群是CTLA－4和PD－1，還有與它們結合的免疫檢查點分子群。

首先是CTLA－4。這個分子在T細胞被活化後，到了反應後期會出現在細胞膜上。和前面提到的CD28一樣，會與樹突狀細胞上的CD80、CD86結合（這時是兩支鑰

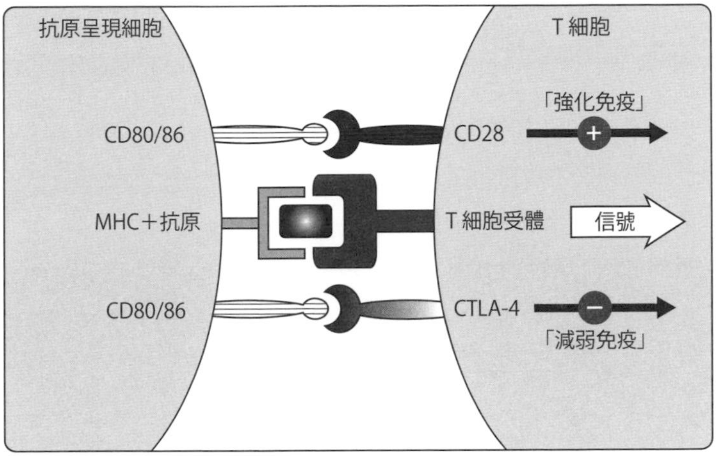

T細胞的細胞表面存在著「強化免疫」輔助分子和「減弱免疫」輔助分子。前者的代表性種類是名為CD28的蛋白質，透過與抗原呈現細胞上的CD80或CD86結合，向T細胞發出促進信號。另一方面，後者的代表性種類是名為CTLA— 4的蛋白質，和CD28一樣，雖然會與CD80或CD86結合，但向T細胞傳送的是抑制的信號。這類抑制免疫反應的分子群合稱為免疫檢查點分子。

圖 3－11　檢查點分子群

匙中的其中一支插入一個鑰匙孔）。相較於CD28對T細胞發出積極增殖的信號，CTLA－4則發出消極的抑制信號。

和CD28相比，CTLA－4對CD80、CD86的結合活性明顯超出許多，所以CTLA－4對CD28產生的是拮抗作用，可以讓T細胞的反應停下來。如果踩下強力的煞車，T細胞就會陷入無反應狀態，也就是所謂的無力反應（圖3－11）。

關於這點值得玩味的是，有人發現CTLA－4也強烈表現在前述提到的抑制Ｔ細胞表面。透過實驗證明，只要使抑制Ｔ細胞上的ＣＴＬＡ－４表現受損，其抑制免疫的能力就會大幅下降。換句話說，由此可以證明廣泛表現在活化後的Ｔ細胞表面之ＣＴＬＡ－４，是負責踩煞車、避免免疫反應過度的重要分子。

按照這個原理推斷，只要阻斷ＣＴＬＡ－４的作用，等於解除免疫反應的煞車，免疫反應也會隨之增強吧。因此美國德州大學詹姆斯・艾利森（James Alison）的研究團隊以小鼠進行實驗，首先製造了阻斷小鼠ＣＴＬＡ－４功能的單株抗體※註3，並投予已經事先移植了癌細胞的小鼠。結果令人驚訝，幾乎所有小鼠的癌細胞都縮小了，甚至有些小鼠的癌細胞完全消失。接著，研究人員再次將同樣的癌細胞移植到這群小鼠身上，發現癌細胞沒有變大，而且只要阻斷ＣＴＬＡ－４的作用，小鼠對移植而來的癌細胞也表現出強烈的免役反應。該實驗進行的年分為一九九六年。

之後，有人開發出阻斷人體ＣＴＬＡ－４作用的單株抗體藥「Ipilimumab」，被證實可有效治療惡性黑色素腫瘤，因此二〇一一年美國ＦＤＡ（食品藥物管理局）將「Ipilimumab」認證為世界首創的免疫活性化藥物。目前此單株抗體藥物已應用在各種癌症的治療上。

雖然ＣＴＬＡ－４抑制劑使用在人體的效果不如小鼠，但整體病例約有兩成出現良好的治療效果。問題是會造成嚴重的副作用。因為免疫反應的煞車失效，治療之後，皮膚和消化道也不時會受到免疫細胞攻擊，引起各種強烈反彈。為了解決這個問題，有時會併用免疫抑制劑（抑制免疫反應的藥劑），但如此一來，對癌細胞的免疫反應也會同時受到抑制，難以兩全其美。

和ＣＴＬＡ－４同樣備受注目的免疫檢查點分子是ＰＤ－１。這是京都大學本庶佑特別教授的團隊所發現的分子。ＰＤ－１被發現於Ｔ細胞等各種免疫細胞的膜表面，至少會和ＰＤ－Ｌ１、ＰＤ－Ｌ２這兩種分子結合（這裡的Ｌ是配體，和受體相當於鑰匙和鑰匙孔的關係。配體只能與特定的受體結合。總而言之，所謂的ＰＤ－Ｌ１、ＰＤ－Ｌ２，就是與ＰＤ－１這個受體結合的兩種配體分子）。ＰＤ－１只要和這些分子的其中之一結合，停止活化的抑制信號就會進入Ｔ細胞內，促使Ｔ細胞停止反應。

癌細胞組織的殺手Ｔ細胞上常常有相當多的ＰＤ－１表現，另一方面，癌細胞有時候也有ＰＤ－１或ＰＤ－２表現。以這種情況而言，可以消滅癌細胞的殺手Ｔ細胞都已經來到反應作用的地點，卻因為免疫反應被踩下煞車而無法發揮作用。換句話說，癌細胞將淋巴球誘導成失能狀態，以免自己受到攻擊。

若是能反過來利用這種「因癌細胞造成免疫無效化」的機制，或許能夠消滅癌細胞。具體來說，只要阻止出現在T細胞表面的PD－1與出現在癌細胞表面的PD－L1、PD－L2結合就好了（圖3－12）。

事實上，把抑制PD－1作用的抗體，投予事先移植了癌細胞的小鼠，結果發現癌細胞縮小了。因此研究人員推測只要阻斷免疫檢查點分子的作用，就等於解除對T細胞踩下的煞車，殺手T細胞對癌細胞的殺傷能力也可能因此恢復。因此，有人開發了針對人體PD－1產生作用的納武利尤單抗（中文商品名為「保疾伏」）。

美國從二〇〇六年開始進行臨床實驗，證實納武利尤單抗不僅能對抗惡性黑色素腫瘤，也能對非小細胞肺癌、腎細胞癌、卵巢癌等各種惡性腫瘤發揮效果。日本也開始使用納武利尤單抗治療癌症，據說治療效果非常良好。另外，可以阻斷PD－L1作用的新抗體藥物帕博利珠單抗（中文商品名為「吉舒達」），對惡性腫瘤似乎也發揮了十分顯著的治療效果。

可惜的是，不論哪一種抗體藥物，都只有大約兩成的患者獲得明顯的正面效果（＝癌

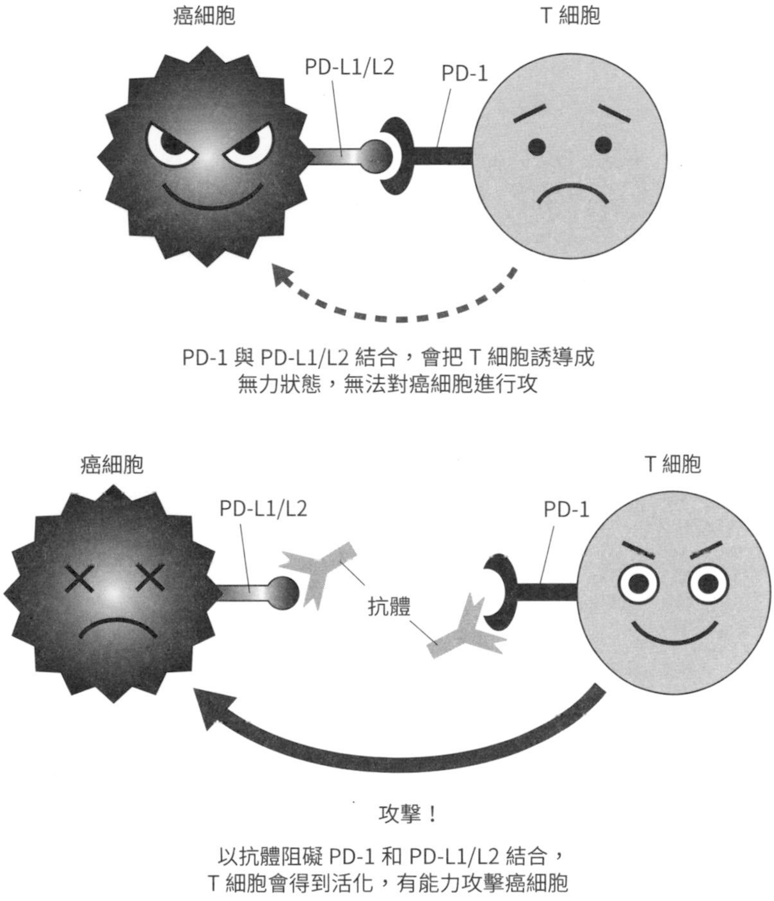
癌細胞
T 細胞
PD-L1/L2
PD-1
PD-1 與 PD-L1/L2 結合，會把 T 細胞誘導成
無力狀態，無法對癌細胞進行攻
癌細胞
T 細胞
PD-L1/L2
PD-1
抗體
攻擊！
以抗體阻礙 PD-1 和 PD-L1/L2 結合，
T 細胞會得到活化，有能力攻擊癌細胞

T細胞辨識癌細胞時，如果免疫檢查點分子發揮作用，T細胞就會失能，無法攻擊癌細胞。另一方面，如果抑制免疫檢查點分子的作用，T細胞就會恢復攻擊癌細胞的能力。

圖 3－12　免疫檢查點分子會抑制T細胞攻擊癌細胞，只要阻礙免疫檢查點分子的作用，T細胞就會開始攻擊癌細胞

細胞顯著縮小，甚至消失）。其他的病例不但效果不彰，還出現因鬆開免疫反應的煞車，導致對自體組織產生的免疫反應（例如皮膚發癢、起疹子和皮膚色素減少、腹瀉、肝臟機能異常等）。更致命的是，治療費用非常昂貴（以保疾伏為例，就二〇一八年十二月當時的情況而言，每月的治療費用超過一百五十萬日圓。但是隨著日本的藥價調整，此金額有可能出現變化）。

目前尚不得知為何這類的免疫檢查點抑制劑只能在一部分的患者身上發揮良好的成效，其中一個可能的原因是每位患者罹癌的部位與病情都不相同，以及能夠在每個病例有效發揮的抑制途徑也不一樣。另外，如同稍後會提到的，有報告指出腸道的菌叢等差異，會影響治療效果。不論如何，使用抗體藥物的治療非常昂貴，如果可事先評估出治療哪些癌症，應該使用哪一種抗體藥物，以及能夠獲得何種程度的效果，當然是再好不過吧。

二〇一八年十月一日，瑞典的諾貝爾獎評定委員會，基於「使用針對CTLA－4、PD－1的抗體所開發的免疫檢查點療法是劃時代的發明」，公布前述的詹姆士．艾利森與本庶佑共同獲頒二〇一八年的諾貝爾生理醫學獎。

如同前述，以現狀而言，採用免疫檢查點療法的患者，大約只有兩成得到非常良好的治療效果，但如果能夠發揮治療效果，即使是期數高或已經發生轉移的患者，也能得到明顯的改善，所以這的確是劃時代的治療。只要今後能夠更進一步釐清癌細胞如何迴避免疫系統的機制，也可望提高治療效果。

最近，有關免疫檢查點療法的研究，也一再有人提到存在於腸道的細菌會影響治療效果，值得深究。

舉例而言，二〇一八年一月，法國國家健康與醫學研究院（INSERM）勞倫斯・基德法格魯（Laurence Zitvogel）教授的研究團隊在美國《科學》期刊中發表了惡性腫瘤（主要是腎臟癌、肺小細胞癌、膀胱癌）的治療過程中，比較使用ＰＤ－１抗體療法有效及無效的患者群，顯示出獲得良好治療效果的組別，腸內含有大量名為Ａｋｋ菌（Akkermansia muciniphila）的特定細菌；透過把癌細胞移植到小鼠的實驗也證實，只要Ａｋｋ菌在腸道內增加，免疫檢查點療法就會出現良好的反應，能夠有效抑制癌細胞的增殖。

除此之外，珍妮佛・沃戈（Jennifer Wargo）教授的研究團隊也同樣在《科學》期刊發表使用抗ＰＤ－１抗體有效的惡性黑色素腫瘤患者群，和使用無效的患者群相比，前者的腸道內含有大量的普拉梭菌（*Faecalibacterium*）和瘤胃球菌（*Ruminococcaceae*）的細菌，另一方面，無效的組別則是含有較多的擬桿菌屬的細菌。

他們為了證實腸內菌叢是否確實為取決抗體治療有無效果的因素，進行以小鼠為對象的實驗。首先，他們把對ＰＤ－１抗體顯示出效果的小鼠，或者無效的小鼠的其中之一的糞便，移植到無菌小鼠身上，結果發現只有對ＰＤ－１抗體顯示效果的小鼠糞便移植到無菌小鼠後，無菌小鼠身上的癌細胞才縮小，而該糞便中也含有大量普拉梭菌的細菌。

透過這些報告，我們可以推測對身體的免疫反應而言，細菌有「好」、「壞」之分。換言之，患者若透過糞便移植等方式，或許就有可能提升免疫檢查點療法的成效。總而言之，我們從這些報告看到了「好菌」在癌症治療上對強化免疫反應的可能性，很值得繼續深入研究。

③煞車反應的缺陷與疾病

開車時如果煞車失靈會怎麼樣？車子會不受控制地往前衝吧？身體的免疫反應也一樣。如果無法對免疫反應精準地踩下煞車，免疫細胞的功能會過於活躍，導致各種細胞激素分泌過量，而存在與其對應的局部抗原，只要抗原不消滅，就會不受控制地持續發炎。

同時還會對平常不會產生反應的物質產生免疫反應，若到了這一步，表示免疫系統已經失控。

前文也已稍微提及這些情況，同時這也是投予免疫檢查點抑制劑後常見的現象。投予阻斷抗體作用的免疫抑制劑，等於解除了免疫反應的煞車，所以免疫系統對自體成分也會產生過度的免疫反應。此現象稱為「免疫相關副作用」。免疫相關副作用的種類很多，包括皮膚起疹子、腸道發炎伴隨著下痢、肝細胞受損、血液中的血小板減少和貧血、間質性肺炎等呼吸系統的疾病等。簡單來說，就是免疫反應被誘發成對自體產生反應。同樣的現象也可見於去除抑制T細胞後的小鼠其各種組織。

基於上述內容，人的自體免疫疾病和慢性發炎疾病的發病原因，也很可能是抑制T細胞出現異常。不過，這個假說目前尚未得到科學上的證實。原因在於，即使收集了大量的抑制T細胞後一次投予，也無法在生物體內維持其抑制能力。最近的研究顯示，雖然成功地在試管內製造大量的抑制T細胞，但只要將之投予生物體，不知為何其抑制能力在生物體內就會失效，無法得到預期的效果[※註4]（＝停止發炎的效果）。

因此，我們不難推測，免疫反應的煞車一旦出現缺陷，就會產生各種破壞，但只要修復煞車功能，是否就能矯正已經造成的異常免疫反應和發炎疾病，目前不得而知。不過，我相信在不久的將來，就能從iPS細胞成功製造出抑制T細胞。接著，只要找到控制抑制T細胞的方法，想必就能實現以利用抑制T細胞治療疾病的目的吧。

※註1　微管存在於細胞內，直徑約二十五微米（＝四千萬分之一公尺），非常細。具備筒狀結構，形成或消失取決於名為微管蛋白的蛋白質之聚合或去聚合。

原本已知它的作用是構成細胞骨架，同時也相當於運送細胞內的粒腺體、囊泡和發炎體組成成分等「貨物」時的軌道。秋水仙素會與微管蛋白結合，阻止微管與微管蛋白聚合，阻礙筒狀的微管形成。

※註2　趨化因子也是細胞激素的一種。這是針對具備讓細胞在局部遷移或移動的細胞激素之總稱。已知的種類約有五十種。趨化因子由各種細胞分泌而成，其中也有隨時分泌、被特定的細胞當作標記而遷移的種類；另一種情況是只在發炎時分泌，作用是讓發炎細胞在局部遷移。

※註3　所謂的單株抗體（Monoclonal antibody）是從單一（mono－）類型的抗體所複製（clone）

而成的抗體（antibody），只對特定的抗原產生反應。舉例而言，如果要針對人體ＣＴＬＡ－４製造單株抗體，通常會採取以下的方法。

首先，把製造人體ＣＴＬＡ－４的細胞投予小鼠，讓它的體內產生對人體ＣＴＬＡ－４的抗體。如此一來，小鼠的體內就能夠製造與人體ＣＴＬＡ－４結合的抗體細胞。但是，此細胞是正常細胞，只能維持一定的壽命，即使收集的數量再多，也不足以製造出充足的抗體。因此，我們必須以人工誘導的方式把此細胞與一種名為骨髓瘤細胞的癌細胞進行細胞融合，製造出一種像癌細胞一樣，能夠永久增殖的融合瘤（hybridoma）。融合瘤是一種雜交（hybrid）細胞，和腫瘤細胞（－oma）一樣，具備永久增殖的性質。最後，只要從中挑選出能夠製造人體ＣＴＬＡ－４之抗體的融合瘤，並使其增殖，就可以大量取得與人體ＣＴＬＡ－４結合的單株抗體。

但是，取得的抗體畢竟是小鼠的抗體，所以很快就無法與人體的ＣＴＬＡ－４結合，發揮抗體的效果。因此，接下來必須運用基因工程學的技術，把一部分的抗體從鼠源加以人源化，讓新抗體具備人的抗體的性質。這樣的抗體稱為人源化抗體。此類抗體可以在工廠大量生產，以治療為目的，供人體長期投放，所以稱為抗體藥物。

※註4　細胞激素對細胞產生作用時，細胞內會產生各種反應，同時也存在著負責踩煞車，也就是抑制這些反應的分子。這群分子是名為ＳＯＣＳ的複數蛋白質。舉例而言，如果剔除（使基因喪失功能）了ＳＯＣＳ１的基因，發炎的情形會變得嚴重，由此可以推測ＳＯＣＳ１與發炎反應的控制有關，但目前並沒有報告指出人體的ＳＯＣＳ１機能如果異常會導致發炎疾病。不過，慶應大學吉村昭彥教授的研究團隊在剔除小鼠的ＳＯＣＳ１後，發現大腸癌的自然發生增加了，據說這就是對發炎反應的依賴性。簡單來說，或許是ＳＯＣＳ１抑制了不必要的發炎，結果抑制了大腸癌的發生。總而言之，我們的細胞當中似乎存在著負責替促發炎細胞激素的作用踩煞車的分子，也參與了發炎的抑制。

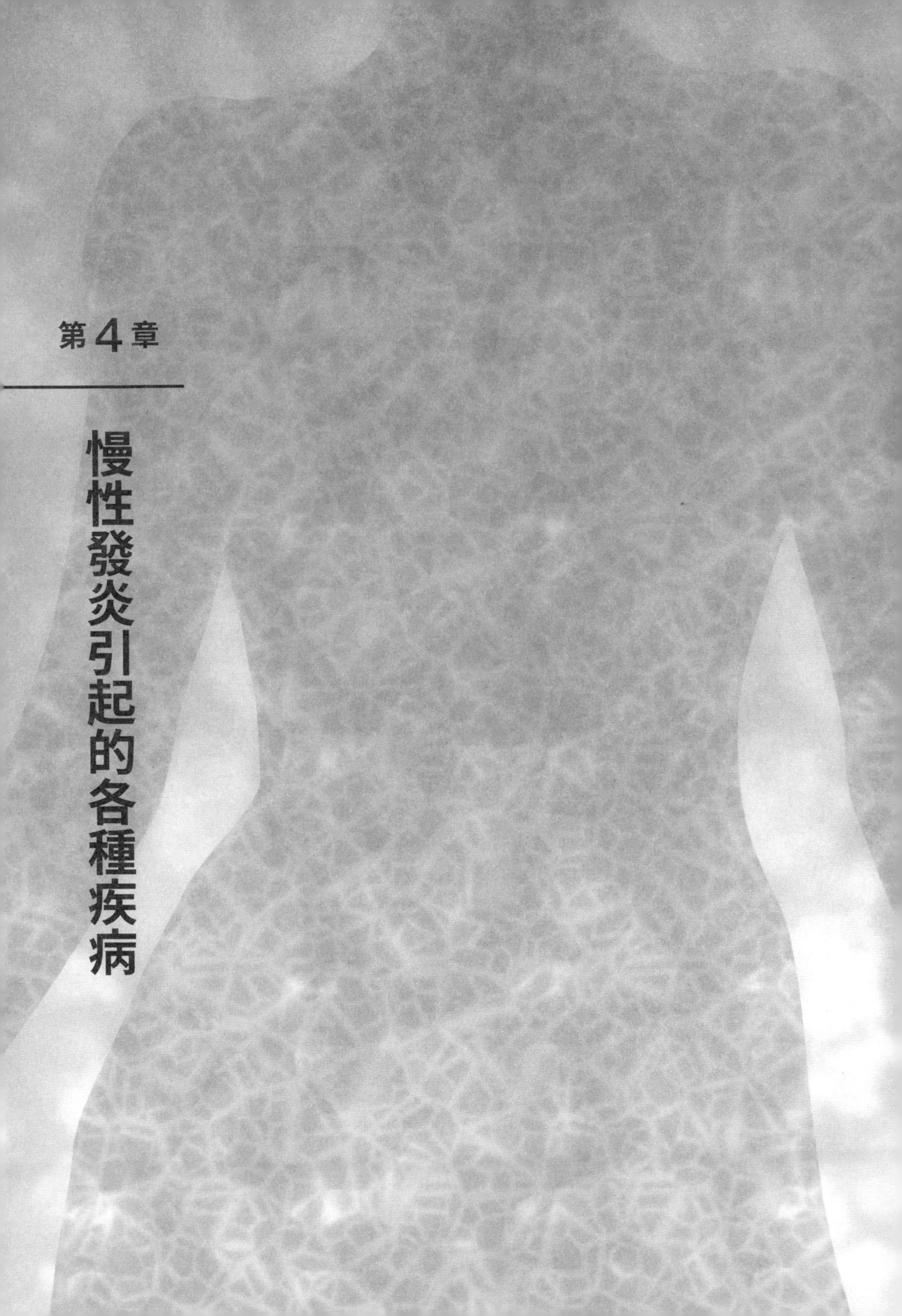

第4章

慢性發炎引起的各種疾病

那麼慢性發炎會引起哪些特定的疾病呢？以下為各位分別說明，慢性發炎導致的代表性疾病。

4-1 癌症

源自於先天性變異（遺傳給子孫的變異）的癌症是少數，大多導因是環境因子，以及因前者所造成的後天性體細胞變異。環境因子在致發癌症上發揮了重大影響力，例如幽門螺旋桿菌或肝炎病毒造成的持續感染，兩者都屬於感染時間長久的持續慢性發炎，即使痊癒了，仍會不時發作。不過，以這種情況而言，和致癌有關的似乎以病原體為主，而不是發炎本身。有些人認為慢性發炎是次要的致癌成因，但詳細情形還不是很清楚。

①幽門螺旋桿菌和致癌

幽門螺旋桿菌是一九八三年由澳洲西澳大學的羅賓·華倫與巴利·馬歇爾（Barry Marshall）兩位教授首度在胃黏膜發現的螺旋狀細菌。他們證實了以往被視為因胃酸分泌過多所引起的胃炎和胃潰瘍，其發作的罪魁禍首是幽門螺旋桿菌。兩人也因此在二〇〇五年獲頒諾貝爾生理醫學獎。幽門螺旋桿菌的學名是「*Helicobacter pylori*」，「Helico」是「螺旋」的意思，「bacter」是細菌，「pylori」是發現此細菌的部位「幽門」（胃的出口部位）。

據說日本的感染者有五千萬人以上，而且約有半數感染者的年齡超過五十歲。根據之後的流行病學研究，證實受到幽門螺旋桿菌感染不僅會造成胃炎和胃潰瘍，也會提高罹患胃癌的機率，ＷＨＯ也在一九九四年將幽門螺旋桿菌歸類為「確實的致癌因子」。

日本在二〇〇一年，由廣島大學的上村直實教授（現任國立國際醫療中心國府台醫院）花了約八年的時間，調查超過一千兩百名幽門螺旋桿菌陽性患者，相較於其中有四．七％的人罹患胃癌，作為對照組的兩百八十名幽門螺旋桿菌陰性者則沒有罹患胃癌，由此證明幽門螺旋桿菌和胃癌之間的關係密切。並不是說胃中存在著幽門螺旋桿菌就一定會罹患胃癌，但是感染幽門螺旋桿菌，會提高罹患胃癌的風險是事實。實際上，目前已經證明只要除去幽門螺旋桿菌，就能顯著減少胃癌的致病率。

那麼，幽門螺旋桿菌促進胃癌發生的機制是什麼呢？透過東京大學畠山則昌教授的研究釐清了其中一個機制。幽門螺旋桿菌會在胃的上皮細胞注入名為ＣａｇＡ的蛋白質，而ＣａｇＡ會在上皮細胞引起增殖異常和運動異常。幽門螺旋桿菌的菌種有兩種，一種有ＣａｇＡ基因，另一種則沒有。日本和韓國的胃癌患者檢測出來的菌株幾乎都具備ＣａｇＡ基因，看來會提升罹患胃癌風險的是ＣａｇＡ陽性的幽門螺旋桿菌。另外，和幽門螺旋桿菌感染同時併發的慢性發炎，雖然也被認為和致癌有一定的關係，但目前尚不清楚其參與程度。

②肝炎病毒和致癌

肝炎病毒也是病原體本身對宿主細胞進行增殖、修復及破壞，使受感染的細胞癌化。

首先，造成Ｂ型肝炎的病毒是ＨＢＶ（hepatitis B virus）。一般的感染途徑是血液和體液。分為懷孕與生產時由母親傳染給胎兒的垂直感染，和透過性行為等方式傳染的水平感染。ＨＢＶ感染大多是暫時性感染，但有部分會轉移成持續感染。持續感染者有九成是沒有明顯症狀的無症狀者，但其餘的一成則轉變為慢性肝炎，其中有些人會惡化成肝硬化和肝癌。不過，即使是無症狀者，每一千人中也會有幾人罹患肝癌。日本的ＨＢＶ帶原者超過一百萬人（將近總人口數的一％），因此，日本每年至少有幾千人因感染ＨＢＶ而罹患肝癌。這可不是能夠等閒視之的問題。

目前只釐清了一部分ＨＢＶ誘發肝癌的機制，不過透過最近的研究，已得知製造ＨＢＶ的ＨＢx蛋白質會引起感染細胞異常增殖，以及部分的ＨＢＶ基因組會嵌入宿主的基因。另外，肝細胞會在持續發炎的過程中死亡，而且在其修復與再生的過程中發生基因突變，這似乎也是致癌風險提高的因素之一。值得慶幸的是，最近出現了有關ＨＢＶ的好消息。近幾年已經開發出品質優良的疫苗，日本也開始實施定期接種了。只要在嬰幼兒期接受三次預防接種，幾乎所有的人都能夠對ＨＢＶ產生抗體，這也意味著或許能更有效率地預防Ｂ型肝炎和日後引發的肝癌。

其次是引起Ｃ型肝炎的ＨＣＶ（hepatitis C virus）。ＨＣＶ和ＨＢＶ一樣都是透過血液和體液感染。一旦感染了ＨＣＶ，約有七成的患者會成為持續感染者，雖然也會引起慢性肝炎，但很少出現明顯的症狀，所以有時候不會被發現。日本約有一百萬人是ＨＣＶ帶原者，若感染超過二十年，約有三至四成的人會演變成肝硬化，其中有部分會罹患肝癌。

日本每年大約有三萬人死於肝癌，其中約有七成是ＨＣＶ感染者。換言之，每年約有兩萬人因感染HCV進而罹患肝癌死亡。雖然HCV是奪走寶貴生命的傳染病殺手，遺憾的是，至今尚未了解它誘發肝癌的機制究竟為何。

另外，同時併發的發炎，到底在癌症的形成中扮演何種角色也尚未明朗。其重要原因是進行實驗時，只能讓種類有限的細胞在試管內受到HCV感染，而且目前也找不到理想的動物實驗對象，能夠使其受到HCV感染而罹患肝炎。換言之，目前尚無法利用動物進行治療實驗。另外，HCV發生突變的機率高，基於這點，也很難開發出良好的疫苗。

不過，值得慶幸的是HBV的治療上也出現了突破。就在最近，終於開發出直接對HCV產生作用的藥劑，效果良好。包括「索非布韋」（中文商品名為「索華迪」）、「雷迪帕韋／索非布韋複方製劑」（中文商品名為「夏奉寧」）、「Glecaprevir/Pibrentasvir複方製劑」（中文商品名為「艾百樂膜衣錠」）等。艾百樂膜衣錠是含有兩種直接作用於HCV的抗病毒成分之複方製劑，HCV陽性患者口服八週之後，幾乎所有病例都顯示病毒已經被排除（＝從體內消失）。雖然可預期這些患者日後罹患肝硬化和肝癌的機率會大幅下降，但目前缺乏長期觀察的數據。今後的結果也備受注目。

③發炎與癌症的發生、發展、轉移

發炎的原因與其引起的疾病狀態	伴隨著發炎症狀的癌症
牙齦炎	口腔的扁皮上皮癌
吸入石綿而引起發炎	惡性間皮瘤
因曝露在紫外線所引起的皮膚炎	惡性黑色素瘤與其他的皮膚癌
逆流性食道炎	食道癌
因膽結石造成的膽囊發炎	膽囊癌
發炎性腸道疾病	大腸癌
骨盆內發炎性疾病	卵巢癌

因慢性發炎誘發的癌症

圖 4－1 因慢性發炎誘發的癌症

事實上，從很久以前就有人推測發炎會促進癌症發生，加速惡化。但是，正如圖4－1所示，伴隨著發炎所出現的癌症種類非常繁多。

發炎部位癌化的原因之一是持續發炎會導致局部的細胞受損，進而死亡。接著在再生的過程中，由發炎細胞分泌的促發炎細胞激素和活性氧類，會持續給予局部細胞增殖的刺激，同時也會促使基因組陷入不穩定的狀態，容易使細胞出現基因突變。

另外，我們的基因組存在著受損時負責修復的系統，但是發炎時，這個修復系統似乎會受到抑制；因為發炎，基因組的

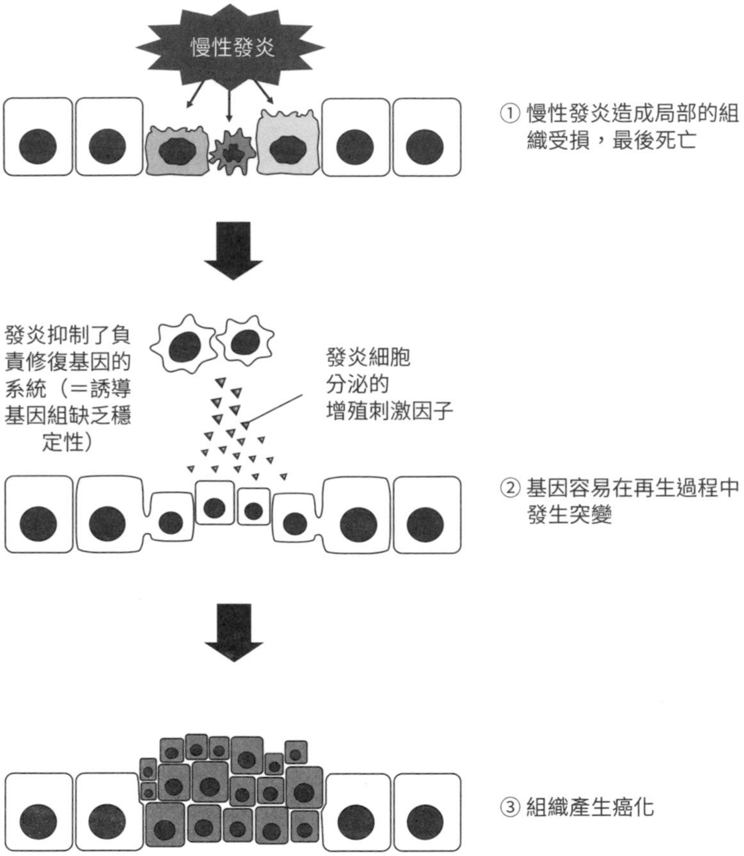
慢性發炎
① 慢性發炎造成局部的組織受損，最後死亡
發炎抑制了負責修復基因的系統（＝誘導基因組缺乏穩定性）
發炎細胞分泌的增殖刺激因子
② 基因容易在再生過程中發生突變
③ 組織產生癌化

慢性發炎造成局部的組織受到傷害，導致部分細胞死亡。這時，由發炎細胞分泌的促發炎細胞激素和活性氧類，會對受損的細胞產生作用，除了給予增殖刺激，還會使基因組變得不穩定。不僅如此，修復基因組的系統似乎也受到抑制。因此，發炎的部位容易發生基因突變，因而誘發組織癌化。

圖 4－2 慢性發炎誘導細胞癌化的機制

不穩定所造成的突變變得不易修復，而且這點可能也是發炎的部位容易癌化的原因之一（圖4－2）。

至今為止的研究報告指出，人體體細胞的基因組有三百萬種基因突變，但絕對不是所有的基因突變都會導致細胞癌化。容易誘發癌症的，都是致癌基因（原本正常存在的基因，和細胞的分化與增殖有關，若發生突變會誘發癌症的基因）和抑癌基因（抑制癌症發生的基因）等重要基因發生突變的時候。這樣的基因稱為「驅動基因」，若驅動基因產生與致癌有直接相關的突變，則稱為「驅動基因的突變」。

根據美國約翰霍普金斯大學的貝爾特．福格爾斯泰因（Bert Vogelstein）、肯尼斯．金茲勒（Kenneth Kinzler）兩位教授在二〇一五年於《新英格蘭醫學雜誌》（New England Journal of Medicine）發表的論文，癌化分為突破（break through）、擴大、浸潤三個階段；如果在突破期有APC基因、擴大期有KRAS基因、浸潤期有P53基因發生突變，就相當有可能造成細胞癌化。

換言之，光是APC、KRAS、P53這三種驅動基因發生突變，細胞就可能癌化。

順帶一提，APC和P53是抑癌基因，KRAS是致癌基因（所謂的癌基因是正常的基因發生突變，也就是讓正常細胞癌化的基因。相對地，所謂的抑癌基因就是具備抑制癌症發生之機能的基因）。

雪上加霜的是，發炎也會促進癌細胞轉移。癌症患者最普遍的死因是癌細胞轉移，所以發炎是不可小覷的問題。

發炎促進癌細胞轉移的機制可歸納成以下列舉的三項。第一是發炎和癌化時產生的TGF－β細胞激素，會對互相緊密排列的非運動性上皮細胞產生作用，使具運動性的細胞改變機能（基於這點，癌細胞的運動性被提高，變得更容易轉移）；其次是發炎刺激會使巨噬細胞接近癌組織，以製造基質分解酵素，所以癌細胞周圍的細胞外基質會被分解。如此一來造成癌細胞的活動力增加，更容易往外移動；最後一項是因發炎所產生的各種生理性物質會對局部的血管發揮作用，使血管壁和淋巴管壁變得鬆弛，同時也更容易附著癌細胞，所以癌細胞能夠輕易通過血管壁和淋巴管壁進入到血管和淋巴管中（圖4－3）。

總而言之，在發炎的過程中產生的各種生理活性物質，都會對癌細胞、周圍的細胞和血管、淋巴管發揮作用，導致癌細胞的運動性和浸潤性提升，變得更容易往外擴散，結果向遠距器官轉移。由此可見，抑制發炎是預防癌細胞轉移的重要手段，換言之，預防發炎

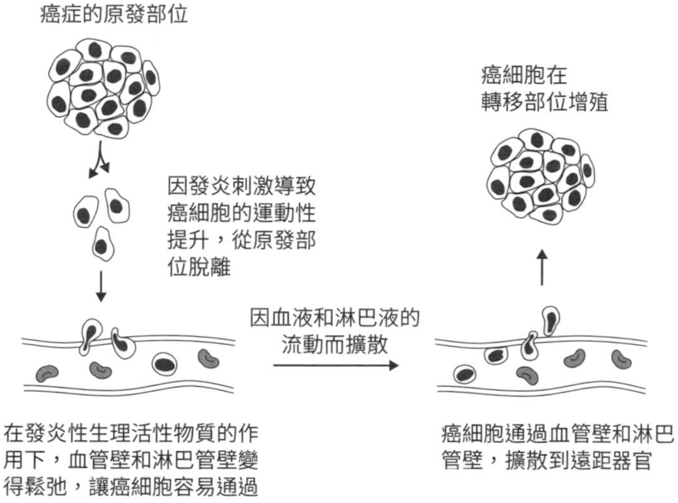
癌症的原發部位
癌細胞在
轉移部位增殖
因發炎刺激導致
癌細胞的運動性
提升，從原發部
位脫離
因血液和淋巴液的
流動而擴散
在發炎性生理活性物質的作
用下，血管壁和淋巴管壁變
得鬆弛，讓癌細胞容易通過
癌細胞通過血管壁和淋巴
管壁，擴散到遠距器官

慢性發炎會透過各種機制促使癌細胞轉移。舉例而言，因發炎刺激所產生的各種物質會提高癌細胞的運動性，或者是發炎刺激會使巨噬細胞接近癌細胞，以製造基質分解酵素，消除細胞外基質，如此一來，癌細胞的活動力也跟著增加。另外，刺激血管和淋巴管，使癌細胞更容易附著其中；血管壁和淋巴壁因刺激變得鬆弛，癌細胞也更容易進入。

圖 4－3 慢性發炎促使癌細胞轉移的機制

等於是預防癌細胞轉移。

發炎與癌症的關係，並不是發炎對癌症單方面產生作用，癌細胞本身似乎也會對免疫細胞等發炎的細胞發揮作用，對其機能造成影響。舉例而言，京都大學成宮周教授的研究團隊證實腫瘤間質是包圍癌細胞的組織，存在於其中的細胞，當受到來自癌細胞的刺激，會促使癌細胞增殖，接著癌細胞反過來刺激間質，使癌細胞更容易增殖。總之，間質促進癌細胞轉移的機制就像推骨牌一樣，一發不可收拾。

內容有些複雜，所以我將整個過程分成幾個階段依序說明（圖4－4）。

首先，①癌組織間質有發炎的情形，所以間質中的纖維母細胞和嗜中性球會製造名為COX－2的前列腺素合成酶。而COX－2會促使前列素之一的前列腺E_2（PGE_2）生成；②生成的PGE_2會刺激製造COX－2的纖維母細胞和嗜中性球（也就是自己製造的產物會刺激自己的機制），再加上這時因發炎產生的促發炎細胞激素TGF－β發揮的加乘作用（Synergy），除了纖維母細胞會釋放出各種刺激癌細胞增殖的因子，嗜中性球也會製造刺激嗜中性球本身的物質和TGF－α；③這些物質對癌細胞產生作用，促使癌細胞增殖；④增加的癌細胞和受到刺激的間質細胞，進一步製造PGE_2，反應會隨著循環放大。簡單來說，間質細胞的產物會對自己產生作用，而癌細胞受到刺激後，會刺激間質，而且反應會愈來愈強。

最近，有其他報告陸續指出，製造癌細胞的物質，會向周圍的巨噬細胞和T細胞產生作用，抑制這些免疫細胞對癌細胞產生免疫反應。關於這點，幾種不同的癌症研究上都出現同樣的結果，大體而言，其作用的機制是癌細胞也會召喚自己附近的巨噬細胞，產生趨

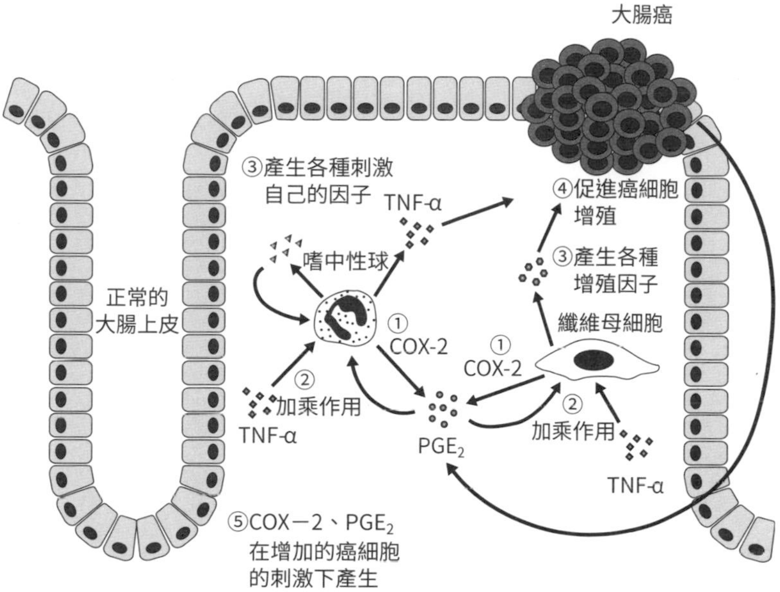

癌組織的間質因為發炎，會產生大量的前列腺素合成酶，因而促進生理活性物質之一的前列腺E_2（PGE_2）生成。PGE_2和在間質中產生的TNF－α會對纖維母細胞和嗜中性球產生加乘作用，使其製造各種生理活性物質，而這些物質會促進癌細胞增殖。增加的癌細胞和間質又會促進COX－2、PGE_2產生，而且反應會隨著循環次數的增加而放大

圖 4－4　在癌間質製造的COX－2、PGE_2對癌細胞與其附近的細胞產生作用，刺激癌細胞增殖

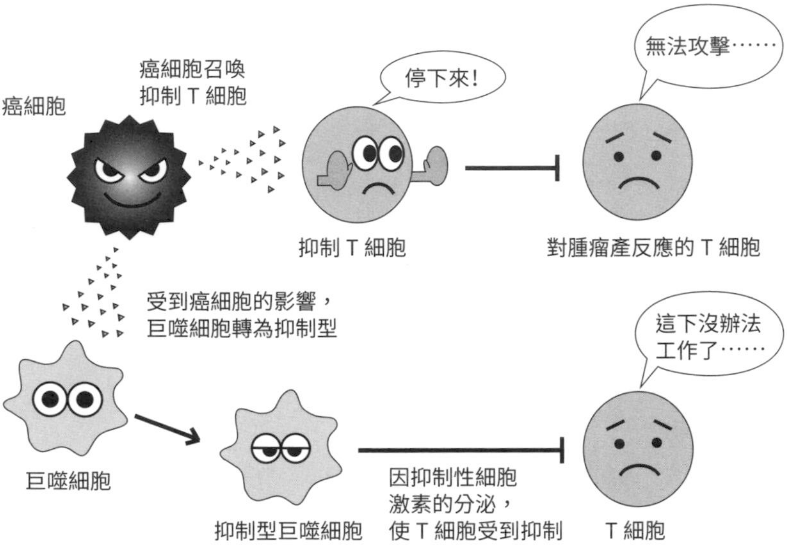

癌細胞為了避免受到免疫系統的攻擊而採取了各種手段。包括把抑制免疫反應的抑制T細胞召喚到自己身邊，抑制打算對癌細胞採取行動的T細胞，使其無法發揮作用。或者向巨噬細胞產生作用，使其分化成抑制型巨噬細胞，以促使它產生IL-10和TGF－β等抑制性細胞激素，以抑制T細胞的作用。

圖 4－5 癌細胞避免遭受免疫系統攻擊的機制

化因子；而被召喚的巨噬細胞，會受到癌細胞的影響轉為免疫抑制性的巨噬細胞，製造IL－10和TGF－β之類的抑制性細胞激素，使T細胞停止作用。

另外，在某些癌症中，癌細胞也會召喚抑制T細胞，產生趨化因子，而且這些被召來的抑制T細胞似乎具有可抑制攻擊腫瘤的T細胞發生作用的機制（圖4－5）。

總而言之，癌細胞似乎有一套利用發炎細胞以避免

T細胞攻擊自己的機制，在研究癌症免疫療法的過程中，此機制是必須深究的重點。

接著再談到發炎與癌症的另一點。前述已經說明，發炎會提高罹癌的機率。事實上，我們的胃和腸道、肝臟等消化器官組織和肺等呼吸器官組織，似乎呼應了這個說法。另外，罹患類風濕性關節炎的患者，也不會因關節的慢性發炎進而罹患關節癌，由此看來，並不是所有的慢性發炎都會致癌。事實上，除了慢性發炎的刺激，環境因子在致癌機制上也扮演著重要角色呢。這些因子從氣管和食道直接進入體內，殘留在消化器官和呼吸器官的濃度較高，相較之下，囤積在關節等其他部位的濃度比較低。

4-2 肥胖、糖尿病

在日本，男性約有三成、女性約有兩成屬於肥胖程度，意即身體質量指數〔BMI，體重（kg）÷身高（m）的平方〕大於二十五。肥胖會提高罹患2型糖尿病的機率，在日本，每年死於糖尿病的患者超過一萬三千人（二〇一六年的統計）。

慢性發炎也對肥胖和糖尿病發揮了負面影響。以前就知道因暴飲暴食造成的肥胖，會出現脂肪組織持續發炎的現象，但到底是發炎造成肥胖，還是發炎單純只是肥胖引起的副作用，各家的看法不一。於是，大阪大學的前田法一、石井優兩位教授的研究團隊使用名為多光子激發顯微鏡的新型顯微鏡，仔細觀察活體小鼠的脂肪組織。

結果讓人驚訝的是，攝取高熱量飼料的小鼠，僅在短短五天後，脂肪組織就進入發炎的狀態，巨噬細胞也被活化，活動力大增。此外，脂肪細胞也製造出名為S100A8的蛋白質，除了讓巨噬細胞的活動變得更加旺盛，也會促使巨噬細胞分泌促發炎細胞激素，促進發炎反應。但是，阻斷S100A8在生物體內的作用後，不但抑制了脂肪組織的發炎症狀，連因高熱量飲食誘導的胰島素阻抗也獲得改善。基於上述結果，因高熱量飲食使脂肪組織受到刺激，促使脂肪組織製造促發炎分子，使組織持續發炎，而發炎的影響力遍及全身，也出現胰島素阻抗，這一連串的反應過程都透過實驗被證實了。

所謂的胰島素阻抗，意思是就算胰島素的分泌量充足，但卻無法發揮應有的效果。也就是血糖難以下降的狀態。總而言之，高熱量的飲食從早期便誘導脂肪組織中的巨噬細胞活化，也表示已經進入糖尿病前期的醞釀階段了。

以往的認知是正常的脂肪組織存在著大量的巨噬細胞，但這些巨噬細胞製造的是I

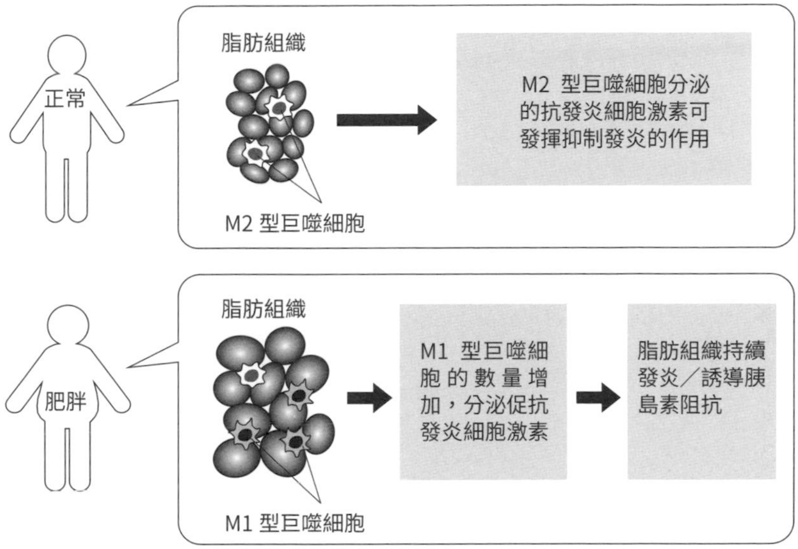

正常人的脂肪組織存在著會製造抗發炎細胞激素的M2型巨噬細胞，但M2型巨噬細胞會隨著過量飲食、肥胖而減少，反而是製造促發炎細胞激素的M1型巨噬細胞增加。這樣的轉變造成脂肪組織發炎，誘導胰島素阻抗。

圖 4－6 M1型巨噬細胞、M2型巨噬細胞在脂肪組織的作用

L－10等抗發炎的細胞激素，也就是所謂的M2型巨噬細胞，能夠發揮抑制發炎的作用（圖4－6上）。

然而，如同在第三章提到的，透過這幾年的研究，已經證實M2型巨噬細胞會隨著肥胖程度的增加而消失，取而代之的是會分泌促發炎細胞激素的M1型巨噬細胞，而這點正是造成胰島素阻抗的原因之一（圖4－6下）。綜合這些研究的結論，不難推測出以下流程的可能性，簡單而言，

（1）攝取高熱量飲食後，脂肪

組織的巨噬細胞很早就開始活化；（2）不久之後，從M2型巨噬細胞轉為M1型巨噬細胞；（3）脂肪組織持續發炎；（4）誘導胰島素出現阻抗。

正常的脂肪組織，除了M2型巨噬細胞，似乎也存在著其他能夠抑制發炎的細胞。其中之一是抑制T細胞。此細胞也是T細胞的一種。利用小鼠進行實驗的結果顯示，這些細胞也能在脂肪組織抑制過度發炎反應，並且使個體保持一定的胰島素敏感度。

最近根據澳洲和日本團隊的研究，脂肪組織的抑制T細胞之細胞膜上，存在著許多IL－33細胞激素的受體。另外，被餵食高熱量食物的小鼠和肥胖型小鼠的內臟脂肪中，抑制T細胞的數量有減少的現象，血糖也上升了。但在投予IL－33後，除了脂肪組織的抑制T細胞增加，血糖值也有所改善。IL－33通常由脂肪細胞製造，所以脂肪細胞和抑制T細胞透過IL－33與其受體維持共存關係，或許這點和脂肪組織的恆常性有關。

如同上述，目前已經證實飲食過量會誘導脂肪組織發炎，而發炎在肥胖的過程中扮演著重要的角色。現在仍不清楚因飲食過量造成脂肪組織製造誘導發炎性物質的機制為何，不過研究人員已經在脂肪細胞發現了感測各種危險信號的受體群。這些受體能夠感應的不只有病原體，也包括來自食物的多元不飽和脂肪酸和核酸等代謝物質，說不定脂肪細胞能直接感應存在於血液中、來自食物的各種危險信號，並做出反應吧。前面也提過，白血球以外的細胞在發炎中也發揮了重要的功能。

話說回來，為了預防肥胖與糖尿病，以熱量較低的人工甜味劑取代砂糖是很普遍的作法。雖然立意是為了預防慢性發炎，但事情似乎沒那麼單純。幾年前，以色列的研究人員們在《自然》（Nature）發表了一篇論文。內容是攝取過量人工甜味劑，會造成腸內菌叢失衡，葡萄糖耐受性異常（因升糖負荷，造成使上升的血糖恢復正常的能力下降＝糖尿病的醞釀階段）。上述內容引起廣大議論：難道人工甜味劑也是引發糖尿病的導火線嗎？

這篇論文的重點如下：向小鼠投予人工甜味劑之一的糖精五週左右，其葡萄糖耐受性便出現異常。但是，如果事先投予能消滅腸道細菌的抗生素，就不會發生因攝取糖精所造成的葡萄糖耐受性異常。另外，把投予糖精的小鼠糞便，讓腸道無菌的小鼠服用，結果也同樣出現葡萄糖耐受性異常。總而言之，糖精造成的影響似乎會透過腸道糞便中的細菌傳遞。

除此之外，同樣在以色列，有人以將近四百名大量攝取人工甜味劑的人為對象展開調查，發現和沒有攝取人工甜味劑的對照組相比，出現肥胖和葡萄糖耐受性異常的比例都比較高；同時，七名服用高用量的糖精受試者中，有四名出現葡萄糖耐受性異常。根據這些結果，研究者得到的結論是攝取過量人工甜味劑，會導致腸內菌叢失衡，連帶提高罹患糖尿病的風險。

不過，仔細閱讀論文的內容，文中只記載了飲水中的糖精濃度，並沒有提到向小鼠投予的總量，只簡單寫著投予的分量是以人體的每日容許攝取量為基準，按照小鼠的體重所計算而出。

另外，據說對人投予「高用量」的糖精，其分量是一般人日常生活攝取的幾十倍，應該是為了實驗的極端式吃法。話說回來，至今已有幾份報告顯示，即使以零熱量的人工甜味劑取代砂糖，對減重和改善葡萄糖耐受性異常也沒有效果，這就意味著我們不能天真的以為，只要把砂糖改成人工甜味劑，就不容易罹患糖尿病了。談到這點，令人驚訝的是，據說美國前總統川普每天都要飲用十二罐健怡可口可樂（＝四公升以上）。衷心希望這樣的喝法別成為令人匪夷所思的人體實驗……

4-3 血脂異常、心肌梗塞、腦梗塞

①何謂血脂異常？

在日本，大約每四人中有一人死於因動脈硬化引起的疾病（腦梗塞、心肌梗塞、狹心症等）。這些疾病的共通之處是都是血液中的脂肪異常增加所引起。血液中的脂肪，主要由有壞膽固醇之稱的ＬＤＬ膽固醇、好膽固醇之稱的ＨＤＬ膽固醇，以及中性脂肪（三酸甘油酯）所組成。所謂的血脂質異常，意思是上述三項的任何一項數值出現異常的狀態。不過基於脂質中的好膽固醇沒有過高的問題，所以最近經常以血脂質異常取代高血脂症的名稱。根據平成二十六年（二〇一四年）厚生勞動省的「患者調查」，出現血脂異常，並持續接受治療的日本人超過兩百萬人。

②何謂膽固醇？

相信各位一定都聽過膽固醇，但是，說到膽固醇在我們體內的作用、如何合成與代謝，相信一問三不知的人不在少數。因此，在說明膽固醇與發炎的關係之前，我想先簡單介紹膽固醇。首先，膽固醇是製造全身細胞的膜之必要脂肪，同時也是性荷爾蒙、皮質類固醇（類固醇）、膽汁酸等重要的生理活性物質原料。由此可見，膽固醇對我們的身體而言是不可或缺的重要物質，並不是降得愈低愈好。

部分膽固醇是從飲食攝取，不過由肝臟合成的量超過飲食攝取的三倍。因此，即使減少從飲食攝取的膽固醇，對膽固醇總量的影響也是微乎其微，血中膽固醇的數值當然不會輕易下降。基於這點，以往的觀點是最好不要攝取過量的膽固醇，但最近已經改觀，認為即使限制膽固醇的攝取量也沒有太大的意義。

其次是膽固醇的存在狀態。膽固醇和中性脂肪之類的脂肪不溶於水，所以無法單獨於血液中存在，必須與名為脂蛋白的結合蛋白質結合，以具備球狀結構的脂蛋白之型態在血液中循環。脂蛋白的脂肪量愈多，比重會愈輕，所以依照比重可分為好幾個種類。其中特別重要的是ＬＤＬ（low-density lipoprotein：低密度脂蛋白）和ＨＤＬ（high-density lipoprotein：高密度脂蛋白）。ＬＤＬ負責搬運在肝臟合成的膽固醇，相對地，ＨＤＬ的功能是負責回收多餘的膽固醇。

③ＬＤＬ膽固醇和動脈硬化、冠狀動脈疾病、腦梗塞

ＬＤＬ過量增加會提高動脈硬化的機率。因為若血液中的ＬＤＬ過高，就容易滲入血管壁中，以膽固醇結晶的型態囤積在血管壁。如第三章所述，膽固醇結晶會活化發炎體，在血管引起發炎。如果時間拖得太長，血管壁會變得又厚又硬，這就是所謂的動脈硬化。

動脈硬化持續惡化的話，血管腔會變得愈來愈窄，造成血流不順。如果發生的部位是心臟的冠狀動脈，就會產生狹心症。冠狀動脈的血流下降，造成輸送至心肌的氧氣量不足，因此胸口會出現強烈的疼痛。此外，如果包覆血管腔的血管內皮細胞也開始因發炎而受損，該部位的血液便容易凝結，形成血栓。如果冠狀動脈出現血栓，送往心肌的血流量將急速減少，造成心肌因氧氣不足而壞死。這就是所謂的心肌梗塞。

總而言之，狹心症和心肌梗塞都是因通往心肌的血流不足所引起的疾病。因此，兩者也合稱為冠狀動脈疾病。同樣的情況如果發生在腦血管就是腦梗塞。不論哪一種，追根究柢起來，其病因都是ＬＤＬ膽固醇過高，造成血管慢性發炎所引起。讀到這裡，想必各位不難了解為何ＬＤＬ膽固醇會被稱為壞膽固醇了吧。

ＣＲＰ（Ｃ反應蛋白）被視為發炎反應的指標，這是一種發炎時，促發炎細胞激素對

肝臟產生作用，釋放於血中的蛋白質。最近已開發出高敏感度的檢測方式，也就是所謂的高敏感度ＣＲＰ檢測（ｈｓＣＲＰ）。目前根據美國的研究已經證實，健康的中高年男女，其血中的ｈｓＣＲＰ值愈高，代表心肌梗塞發作的機率愈高，如果ＬＤＬ值也超過標準值，心肌梗塞發作的機率又會疊加上去。相對地，如果ｈｓＣＲＰ和ＬＤＬ值下降到一定程度，將明顯降低心肌梗塞發作的機率。基於這點，有人認為除了發炎反應的指標，ｈｓＣＲＰ其實也可以當作冠狀動脈疾病的預測指標。另外，有報告指出急性心肌梗塞發作之後，若ｈｓＣＲＰ的數值居高不下，恢復狀況普遍不佳，ｈｓＣＲＰ會對血管內皮細胞發揮作用，引起發炎性的變化，由此證明在動脈硬化的治療上，或許能夠把它當作檢視治療效果的指標。

④ＨＤＬ膽固醇和中性脂肪

接著介紹ＨＤＬ膽固醇和中性脂肪（三酸甘油酯）。ＨＤＬ的功能是負責回收多餘的膽固醇，所以數值降得太低也會對人體產生負面影響。舉例而言，會增加人們罹患冠狀動脈疾病的風險。

ＨＤＬ減少的可能原因有好幾項，包括抽菸、肥胖、缺乏運動等。尤其是代謝症候群的患者，就是處於中性脂肪增加、ＨＤＬ減少的狀況。糖尿病患者和糖尿病初期的人也是同樣的狀況。原因之一是ＨＤＬ膽固醇和中性脂肪的量呈負相關。總地來說，飲食過量、肥胖、缺乏運動等會導致血液中的中性脂肪增加，相反地，ＨＤＬ膽固醇則是減少。相對而言，透過減重和藥物治療促使中性脂肪下降時，ＨＤＬ膽固醇就會上升。

有一種說法是攝取食物纖維可以提高ＨＤＬ膽固醇值，部分原因或許是食物纖維會吸附中性脂肪。另外談到最近蔚為話題的反式脂肪，據說攝取反式脂肪會使ＬＤＬ膽固醇增加。所謂的反式脂肪，簡單來說就是以「添加氫」的方式製造而成的人造奶油、抹醬、酥油，還有以這些為原料的麵包、蛋糕、炸物等。依據歐美的數據，當ＬＤＬ膽固醇增加，ＨＤＬ膽固醇就會減少，所以建議人們最好盡可能減少攝取反式脂肪（出自日本農水省網頁）。不過，關於食品中反式脂肪的標示義務，以及含有量的基準值，在日本尚未有明確的規範，所以即使有專家呼籲要儘量減少攝取量，人們也不清楚該減少到什麼程度。

那麼，中性脂肪又是什麼呢？中性脂肪是由在腸內吸收的營養素中的碳水化合物（醣類）和脂質（脂肪）在肝臟合成的物質，是提供人體使用的能量來源之一。沒有消耗完畢的部分會儲藏於肝臟和脂肪組織。至於囤積在脂肪組織的方式，不同個體會有很大的差異，有些人容易以皮下脂肪的型態囤積，也有人是當作內臟脂肪囤積。

如同前述，即使稍微控制膽固醇的攝取量，對改變血液中的膽固醇數值所發揮的影響力卻微乎其微；但中性脂肪來自食物，如果攝取高油、高糖等熱量超標的飲食，中性脂肪的數值就會超過標準，相反地，透過飲食生活的改善，可使過高的數值下降。

另一方面，酒精可能會使血液中的中性脂肪增加，基於這點，喝酒被視為有害健康的事情，實際上，日本厚勞省網站也刊載著「中性脂肪的增加量與酒精的攝取量呈正比」。另外，飲酒過量會引起脂肪肝也是眾所皆知的事實。

不過，與其嚴格要求自己滴酒不沾，或許我們更應該注意的是飲酒量。事實上，支持此論點的資料已發表在日本肝臟學會的雜誌《肝臟》。這份資料是北海道苫小牧市的王子綜合醫院健診中心在二〇〇八年進行調查後所得到的數據。這份報告以四十幾歲至五十幾歲的男女、共三千一百八十五名為調查對象，依照「完全不喝酒（非飲酒群）」、「一天攝取的酒精量不到二〇克的人（少量飲酒群）」、「二〇～四〇克的人（輕度飲酒群）」、「四〇～六〇克的人（中度飲酒群）」、「超過六〇克的人（多量飲酒群）」將他們分為五組，分別測量ＨＤＬ、ＬＤＬ膽固醇和中性脂肪的數值，以及有無脂肪肝。結果發現每日酒類攝取量落在二〇～四〇克（日本酒一～二合）的輕度飲酒群，不論男女，中性脂肪的數值都沒有增加，由此可見，並不是只要喝酒就會使中性脂肪上升。

恐怕另有其他原因促使中性脂肪上升。因為酒喝得愈多，下酒菜通常也吃得愈多，所以中性脂肪增加的主要理由，其實不是酒精本身，而是下酒菜等其他東西（不好意思，筆者本人有在晚餐喝點酒的習慣，所以對此問題有較多的著墨，請多包涵）。

⑤殘粒樣脂蛋白（ＲＬＰ）膽固醇與動脈硬化

最近愈來愈常聽到殘粒樣脂蛋白膽固醇（以下簡稱為ＲＬＰ膽固醇）。所謂的殘粒樣脂蛋白，就是血液中的脂蛋白在分解的過程中所產生的剩餘物質（R是Remnant的縮寫，意思是殘留物）。ＲＬＰ膽固醇和ＬＤＬ膽固醇一樣會沉積在血管壁，引起發炎，導致動脈硬化的程度不斷惡化。能夠分解ＲＬＰ膽固醇的是血中的脂蛋白脂酶，而有效製造脂蛋白脂酶的方法是運動。運動之所以號稱能預防動脈硬化，其原因之一便在於能夠分解ＲＬＰ，抑制動脈壁的發炎。

4-4 肝炎、肝硬化

肝硬化是肝臟的組織整體纖維化，導致肝臟機能下降，最後致死的可怕疾病。引起纖維化的最主要原因是肝臟發炎。若發炎的情況一再持續，演變成慢性發炎，就會引起纖維化。肝炎常見的種類有病毒性肝炎、酗酒引起的酒精性肝炎，還有最近增加的非酒精性脂肪性肝炎（NASH）。

以往日本的病毒性肝炎以B型肝炎居多，但隨著疫苗的問世，已大幅降低了感染人數。即使如此，據統計日本的B型肝炎感染者還是超過一百萬人。B型肝炎病毒透過血液和體液感染，如果是急性肝炎，有大約九成患者體內的病毒會隨著時間流逝而排除，所以只是暫時性發炎（急性感染）。但有一至二成的患者無法完全排除病毒，而是殘留在肝臟（持續感染），演變成慢性發炎。慢性肝炎幾乎沒有自覺症狀，肝臟卻一步步朝肝硬化邁進，甚至惡化成肝癌。據說日本C型肝炎病毒的感染者超過一百萬人。C型肝炎和B型肝炎同樣透過血液和體液感染，但C型肝炎的感染者約有七成會成為持續感染者，演變成慢性肝炎。其中有三分之一會惡化成肝硬化，而大約一成的肝硬化患者，也就是兩萬人最後會併發肝癌，千萬不可掉以輕心。

酒精性肝炎的原因是飲酒過量。以男性而言，如果每天飲用五合日本酒，持續十年下來，就會形成脂肪肝，演變成肝硬化。俄羅斯和法國也因為飲酒過量造成的肝硬化形成了嚴重的問題。

另一方面，數量遠超過酒精性肝炎的是非酒精性脂肪性肝炎。它的英文縮寫是ＮＡＳＨ（non-alcoholic steatohepatitis）。脂肪囤積於肝臟（脂肪肝）引起發炎，肝細胞膨脹退化，最終引起肝臟的纖維化，至少有一至二成的患者會演變成肝硬化。根據統計，日本的ＮＡＳＨ患者人數約有一百萬至兩百萬人。換言之，日本因ＮＡＳＨ而罹患肝硬化的患者可能會超過十萬人，說不定比因Ｃ型肝炎惡化成肝硬化的人數還多。至今仍不清楚ＮＡＳＨ的形成原因，但普遍認為根本原因和生活習慣病及代謝症候群脫不了關係。而且發病的患者也同時出現血脂和血糖過高的傾向。

如同上述，病毒性肝炎、酒精性肝炎、非酒精性脂肪性肝炎（ＮＡＳＨ）等一旦慢性化，肝細胞便會死去，細胞數量減少，逐漸被結疤組織取代，開始纖維化。纖維化若一再持續，整個肝臟會變得愈來愈硬，也無法發揮原有的機能，陷入肝硬化的狀態。最棘手的是，目前尚未解明慢性發炎引起纖維化的機制。但已知的是，名為TGF－β的細胞激素似乎會在慢性發炎時產生，而且會促進纖維化的進行，但至今開發的TGF－β抑制劑，對已經開始作動的纖維化並沒有展現太大的效果，反而出現會對心血管系統和免疫系統造成副作用的疑慮，或許這其中便隱藏著我們尚未釐清的纖維化機制吧。

4-5 異位性皮膚炎

異位性皮膚炎是一種非常難治療的皮膚炎，症狀是搔癢、反覆出現溼疹，狀況時好時壞。大多伴隨著強烈的搔癢，其強烈的程度甚至造成患者夜不成眠，嚴重影響到日常生活的品質。發病的原因至今不明，但一般認為和異位性的患病傾向有很深的關係。

所謂的「異位性」（Atopic），意思是容易引起過敏的體質，或者容易製造與過敏有密切關係的免疫球蛋白E（IgE）的體質。據說不少異位性皮膚炎的患者也會併發氣喘、過敏性鼻炎、食物過敏等與免疫球蛋白E有關的其他過敏疾病的症狀。但是，實際原因是否是IgE的濃度過高，或者是另有其他原因，造成患者同時飽受數種疾病之苦，我想是有必要深思的問題。原因是症狀比較輕微的異位性皮膚炎患者，能夠明確證明ＩｇＥ就是導致皮膚發炎的致病因子的比例並不是很高。

近年來，異位性皮膚炎的患者愈來愈多，根據最近日本厚勞省的數據，從孩童到三十幾歲的成人，大約每十人中就有一人是異位性皮膚炎的患者。就在不久之前，千葉大學河野陽一教授的研究團隊調查證實，若雙親都有過敏病史，確實會提高孩子罹患異位性皮膚炎的機率。

舉例而言，假設我們把雙親都沒有過敏病史時的「勝算比」（Odds Ratio，容易發生的程度）設為一．〇，那麼只要是父親有過敏病史的孩子，在他四個月大時，異位性皮膚炎發作的勝算比就是二．四；如果只有母親有過敏病史的勝算比大約是四．〇。但是，假使雙親都有過敏病史，勝算比竟高達七．六。不過，考慮到父親和孩子大多居住在同樣的環境，所以很難區分關鍵究竟在於遺傳或是環境。不過從以雙胞胎為對象的研究得知，和異卵雙胞胎相比，同卵雙胞胎的兄弟異位性皮膚炎發作的一致率更高。由此可以確定異位性皮膚炎的發病風險確實和遺傳有很深的關係，但如同後述，和環境也脫不了關係。

一般認為，異位性皮膚炎患者的皮膚屏障受損，所以各種物質很容易進入皮膚，使得皮膚常常發炎。皮膚通常由絲聚蛋白和角蛋白這兩種蛋白質所製造，並透過兩者互相凝集與結合，形成了皮膚的屏障。另外，絲聚蛋白不足容易使皮膚角質層的細胞剝落，造成皮膚變得脆弱、乾燥。

二〇〇六年，英國的研究團隊發表其研究報告：絲聚蛋白基因產生異常的人是異位性皮膚炎的好發族群，而絲聚蛋白的產量減少或受損，或許就是造成異位性皮膚炎的原因。讓人驚訝的是，報告提到歐洲大約有一成的人口都出現此基因異常的情形，因此引起非常廣大的迴響。不過，日本也調查了正常人的皮膚，結果發現絲聚蛋白基因產生異常的人遠比歐洲少得多，據說僅有日本人口的三%左右。但是，即便絲聚蛋白基因沒有出現異常，皮膚炎的嚴重程度與絲聚蛋白的產量減少確實相關，絲聚蛋白的數量降低，對異位性皮膚炎的發作和惡化著實發揮了很大的影響力。

接下來的內容會稍微離題，以前有位免疫學的權威曾說：「遊民很少罹患異位性皮膚炎，原因是他們比較沒有泡澡的機會，皮膚也不會因此受損。相對地，媽媽很愛乾淨的話，孩子罹患異位性皮膚炎的機率較高，因為經常磨擦皮膚，使皮膚的屏障功能降低。」姑且不論這個說法的對錯，但過度搓拭皮膚，確實會降低皮膚的屏障功能。事實上，異位性皮膚炎的患者，為了避免皮膚受損，最重要的就是要做好保溼的工作。

異位性皮膚炎的發炎症狀具備很明顯的特徵，也就是會在皮膚的真皮層發現大量Ｔ細胞之一的Ｔｈ２細胞。而真皮層的血管很多，是容易發炎的部位。

一旦皮膚的屏障受損，過敏原（引起過敏的物質）就更容易抵達真皮層，引發免疫反應。於是，Ｔ細胞會分化成Ｔｈ２型，產生ＩＬ－４、ＩＬ－５、ＩＬ－13等細胞激素。一旦這些細胞激素對Ｂ細胞發揮作用，就很容易形成ＩｇＥ抗體。這情況如果發生在有異位性患病傾向的人的皮膚，就更容易產生ＩｇＥ抗體。原因是他們已具備容易產生ＩｇＥ抗體的體質，再加上促使ＩｇＥ抗體產生的反應也作動了。話說回來，為什麼Ｔｈ２型淋巴球會在異位性皮膚炎患者的皮膚大量增加呢？

以往主流的認知是「環境太乾淨會使Ｔ細胞分化成Ｔｈ２型，提高過敏的機率，相對地，如果環境充斥著汙染物質，Ｔ細胞會分化成Ｔｈ１型，不容易發生過敏」（註：所謂的Ｔｈ，是細胞表面上擁有ＣＤ４分子的輔助型Ｔ細胞。Ｔｈ分為Ｔｈ１、Ｔｈ２、Ｔｈ17等亞群）。這個觀點稱為「衛生假說」，源自於一九八九年英國倫敦大學的大衛．斯特拉坎（David Strachan）教授在英國醫學雜誌發表的論文。

大衛·斯特拉坎以大約一萬七千名出生於一九五八年三月的英國人為對象，調查他們至二十三歲為止的過敏疾病（花粉症和溼疹）發病率。結果發現兄弟姊妹愈少的人，發病率愈高。不過這個傾向適用於兄姊的人數，而非弟妹的人數。從這點來看，我們是否可以做出以下的結論：以小孩的情況來說，如果出生在兄弟姊妹較多的家庭，在生長期被感染的機會多，反而不容易罹患過敏疾病（相反地，如果在生長期很少受到感染，比較容易過敏）。總之，我們可以推論，幼時成長環境的衛生條件是否會對過敏發作產生影響呢？

之後，類似報告相繼出爐。例如，根據在瑞士進行的調查，在自家飼養家畜的農家長大的孩子，和同地區非農家出身的孩子相比，不但ＩｇＥ抗體值較低，過敏症狀也較少（Braun-Fahrlander et Clin Exp Allergy 29:28.1999）。另外，美國密西根州的數據則顯示，一歲以下時，曾在家中室內飼養兩隻以上貓狗的孩子，之後過敏發作的比例較少（以超過八百名、平均年齡六·七歲的孩子為對象，從出生後開始調查。JAMA,288:963,2002）。

直到最近，有人調查沿襲了在美國被稱為阿米希（Amish）族群傳統生活方式（=應該是衛生環境不佳）的農民子女，結果發現和一般人相比，他們氣喘發作的比例確實很低，尤其和與阿米希同樣發源自歐洲、一樣保持傳統務農型態的哈特萊特人（Hutterites）

的孩童相比，氣喘的發病率明顯低出許多（Stein.MM et al.Engl J Med.375:411.2016）。此外，和哈特萊特人的孩子相比，阿米希的孩子們血中的內毒素（存在於革蘭氏陰性菌之細胞壁的物質）值高出七倍（註：內毒素是細菌的產物；內毒素的數值愈高，表示受到細菌感染的頻率愈高）。另外，研究團隊還到阿米希的農家和哈特萊特的農家收集室內灰塵，再將灰塵萃取物分別長期投予小鼠，結果發現哈特萊特農家的萃取物造成小鼠的氣管發炎情況更加惡化，但阿米希農家的萃取物則改善了氣管過敏。不過，改善效果在抑制小鼠的先天性免疫系統的功能後消失，由此證實是透過先天性免疫系統得到改善。

從上述內容我們可以做出這樣的推測：和哈特萊特農家相比，阿米希農家的灰塵含有大量能刺激先天性免疫系統的細菌；孩子們因為先天性免疫系統得到適當刺激，所以得到氣喘的機率也大為降低了。

類似的報告還有好幾項，也因為如此，所謂的「在生長期曝露於病原體後，比較不容易過敏（相反地，如果環境太乾淨就容易過敏）」的「衛生假說」逐漸廣為流傳。

另一方面，調查過去的文獻後發現，在芬蘭、英國、丹麥分別進行三項不同的流行病學調查，最後都得出「孩童時期的感染和是否容易罹患過敏疾病之間未發現明顯關連」的結論。換句話說，這個問題似乎有地域性差異，以現階段而言，我們似乎還無法做出只要世界變得乾淨，感染因此減少，但過敏反而增加的單純結果。

有關這點，英國倫敦大學的莎莉・布魯姆菲爾德教授（Sally Bloomfield）也發表了值得玩味的意見。她認為過敏的問題不在於環境的清潔與否，更重要的是存在於環境當中的多樣微生物（Bloomfield S.F. et al. Perspect Publ.Health 136:213,2016）。換言之，她的推測是如果人在幼兒時期處於曝露在多樣微生物的各種環境下，皮膚、氣管和腸道的常在菌叢可能也會多樣化，成為適當的免疫刺激，所以不容易產生免疫反應。丹麥和瑞典的調查也得到當腸道常在菌叢的多樣性降低，人也容易罹患異位性皮膚炎的結果，剛好呼應了莎莉・布魯姆菲爾德教授的推論。

也有報告指出透過投予抗生素改變常在菌叢，會變得更容易過敏。舉例而言，懷孕時接受抗生素治療的母親，生下的孩子容易罹患氣喘等過敏疾病，另外也有幾篇論文提到接受抗生素治療的幼童，氣喘發作的機率較一般孩子高。

前述已經說明參與發炎的絕對不僅有白血球。異位性皮膚炎正是如此。當過敏原入侵皮膚引起發炎，患者因搔癢而忍不住搔抓，就會造成皮膚表面的上皮細胞受損，釋出各種可溶性物質。

這些物質相當於對身體發揮警報機能的存在，所以稱為「alarmin」（alarm：警報）。其中的ＣＣＬ17、ＣＣＬ22等趨化因子會把Ｔ細胞召喚到發炎部位。ＴＳＬＰ、ＩＬ－1、ＩＬ－33等細胞激素[※註1]會對存在於皮膚的先天性免疫細胞（ＩＬＣ２）和嗜中性球發揮作用，促使其分泌ＩＬ－3等２型細胞激素（參照本章末的註１）。如此一來，２型細胞激素會對聚集在皮膚的Ｔ細胞發揮作用，使其分化成Ｔｈ２型的細胞，接著再向Ｂ細胞發揮作用，促使其製造ＩｇＥ（圖４－７）。

關於這點，稍後第五章也會提到，總之，根據京都大學椛島健治教授研究團隊的研究，已經證實Ｔｈ２型細胞釋放出的介白素ＩＬ－31，會對神經細胞產生作用，引起強烈的搔癢（Exp.Dermatal.27:327.2018）。簡單來說，過敏也是各種白血球和非白血球類的細胞，透過趨化因子和細胞激素，密切地相互作用，造成具有辨識性的持續發炎。

異位性皮膚炎的特徵之一是難以根治、反覆發作，原因是什麼呢？

理由之一是只要淋巴球在皮膚受過刺激，其表面就會出現特殊的分子，使淋巴球獲得再次回到皮膚的能力（詳情請參照註１）。如此一來，曾經受到特定過敏原刺激的淋巴

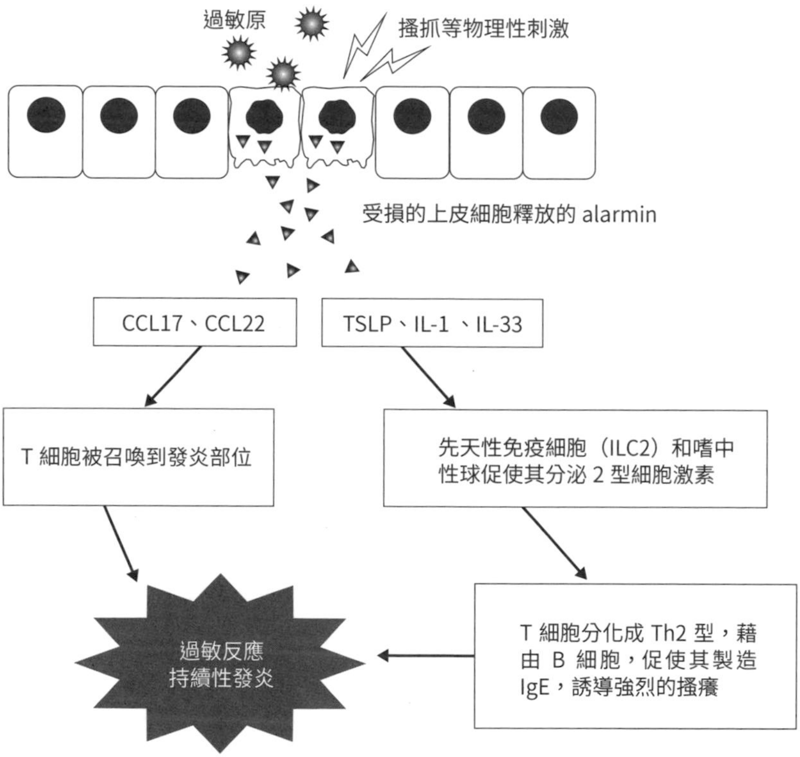

過敏原透過上皮進入皮膚內，因發癢搔抓導致上皮細胞受損時，就會釋放出名為alarmin的警報物質。這些警報物質包括會把T細胞召喚到發炎局部的CCL17、CCL22等趨化因子、刺激先天性免疫細胞（ILC2）和嗜中性球的TSLP、IL-1 、IL-33等細胞激素。這些分子群一旦被釋放到局部，被召喚至發炎病灶的T細胞就會分化成Th2型，促使B細胞製造IgE。同時，Th2細胞也會分泌誘導搔癢的介白素IL-31。如果因為搔癢而不停搔抓，又會釋放出警報物質，進入發炎循環。

圖 4−7 有關異位性皮膚炎持續發炎的機制

球，當它回到皮膚又會遇到同樣的過敏原，這時淋巴球會產生次級免疫反應，比第一次做出更迅速、更強烈的反應（請參照第二章淋巴球與專一性＝免疫記憶）。這種情況一旦出現在皮膚，發炎自然久治不癒。

另外，皮膚還存在著一種稱為駐留記憶T 細胞（resident memory T cell）的特殊淋巴球，只要一度停留在皮膚上，可以存在於同一位置長達幾個月。塗抹類固醇會使這種細胞減少，但不會死亡。只要數量增加得夠多，就可以再度引起發炎。

另一項原因是皮膚受傷後容易引發感染，所以容易產生發炎持續的副作用。舉例而言，大約九成的異位性皮膚炎患者，皮膚都會出現受黃色葡萄球菌感染的情形，此細菌製造的毒素會刺激淋巴球，並進一步對知覺神經發揮作用，引起強烈的搔癢。一旦發生這樣的情形，發炎就會一直持續下去。

淋巴球就像巡邏的警衛一樣，不斷地在全身循環，目前已知曾經在皮膚受到刺激的淋巴球，大部分會再次回到皮膚。同樣的情形也發生在腸道，在腸道受到刺激的淋巴球，大多數會再次回到腸道。這種現象被稱為組織特異性淋巴球歸巢（Lymphocyte Homing）。

這種現象似乎有兩個機制。第一是當淋巴球受到特定的組織環境所影響，其細胞表面會產生稱為歸巢分子的特定黏附分子（細胞黏附時的必要分子）。如果與這個分子黏著的對象存在於組織的血管內側，當淋巴球通過該血管時，就會把這裡辨識為「可以住下來的家」，進行轉移。

另一個機制是淋巴球受到組織環境的影響，會對該組織製造的趨化因子產生反應（具體而言是細胞表面出現與該趨化因子結合的受體）。趨化因子是一種吸引細胞的分子，所以當淋巴球發現該趨化因子的受體時，就會輕易地被吸引到製造該趨化因子的組織。歷經上述的過程，在皮膚受到刺激的淋巴球，為了轉移到皮膚，表面會出現必要的黏附分子和趨化因子受體，而且也能獲得再次回到皮膚的能力。

如同上述說明，異位性皮膚炎持續發炎的理由有好幾項。在第五章也會提到，目前已經針對各種不同的成因，持續開發新的治療方法。

4-6 氣喘

氣喘又稱為支氣管性氣喘，是作為空氣通道的氣管陷入慢性發炎的疾病。慢性發炎導致氣管變得非常敏感，即使只受到微量的塵埃或壓力的刺激，也會咳嗽、生痰，而且氣管變窄，造成吐氣不順，常常發出稱為喘鳴的「咻咻」雜音。氣喘患者在這十年間增加了一．五至二倍，據說光是日本的患者人數就超過一千萬人。

氣喘可大致分為與ＩｇＥ抗體有關的異位性體質型，以及和ＩｇＥ抗體無關的非異位性體質型（圖４－８）。

異位性氣喘可以從家塵、蟎蟲、花粉等找出特定的過敏原；之所以會產生氣喘症狀，是因為免疫系統對此過敏原產生ＩｇＥ抗體。據說兒童的氣喘有九成屬於這種情況。大多數患者的症狀在邁入青春期後會消失，即使不使用藥物，日常生活也不會受到影響。

相對地，非異位性體質氣喘，既找不到特定的過敏原，也沒有ＩｇＥ抗體產生，氣喘症狀源自於抽菸、壓力等各種因子。成年後才氣喘發作的有半數屬於此型。大多會慢性化，很難完全根治。

雖然不是很清楚為何近年來氣喘的患者人數逐漸攀升，但如同前文介紹異位性皮膚炎所提到的「衛生假說」，有一陣子曾讓大眾深信不疑。簡單來說，就是如果幼兒時期的生長環境愈乾淨，人就愈容易得到氣喘，反之，從小曝露在能接觸各種微生物的不潔環境下

	異位性體質氣喘	非異位性體質氣喘
發作時期	大多是兒童～青春期	成年前後都有
症狀	大多是暫時性發作	大多是慢性型
過敏原 特異性 IgE 抗體	陽性	陰性
其他過敏疾病的病史、 家族病史	大多有	大多沒有
預後	約7 成患者在青春期之前就會痊癒，但之後也可能復發	大多演變為慢性化，很難根治

氣喘可略分為與IgE抗體有關的異位性體質型，以及和IgE抗體無關的非異位性體質型

圖 4－8 異位體質氣喘與非異位體質氣喘的差異

成長，氣喘發作的機率反而比較低。但是，常見於嬰幼兒的RS病毒（RS感染），即使在痊癒後，還是不時會出現伴隨著喘鳴聲的呼吸困難，所以似乎很難一口咬定只要受到微生物感染，氣喘發作的機率就會減少。

另一方面，根據流行病學上的調查，確實有幾份報告證實，童年時期居住在農村的人，氣喘發生率較低，而且，藉由曝露在來自環境的粉塵，以及粉塵中含有的微生物物質，氣喘發生率也較低。另外，比利時根特大學的巴特·蘭布雷希特（Bart Lambrecht）、哈米達·哈馬德（Hamida Hammad）兩位教授的研究

團隊，透過以小鼠為對象投予家塵引起氣喘的實驗模式，證實如果投予少量的內毒素或來自農家粉塵的萃取物，氣管的Ｔｈ２淋巴細胞會抑制發炎，使氣喘發生率明顯下降（Science,349:1106,2015）。

透過這份研究，他們發現存在於上皮細胞、名為Ａ20的蛋白質，其作用對抑制氣喘很重要。於是，他們假設了Ａ20的作用機制。簡單來說，（１）內毒素和來自粉塵的萃取物一刺激上皮細胞，就會促使抑制發炎的Ａ20蛋白質合成；（２）Ａ20在上皮細胞內發揮作用，可減少促發炎細胞激素的分泌量；（３）讓氣管不容易發炎，連帶降低氣喘發病率。

事實上，他們也證實了Ａ20基因出現突變，無法正常合成Ａ20蛋白質的人，氣喘的發病率會增加，由此可見對人而言，Ａ20也可能是重要的免疫抑制分子。有關Ａ20的功能還需要今後的持續研究，不過，如果這樣的機制也適用於人體，或許就不必刻意讓人曝露於內毒素和粉塵中，只需利用藥物就能使Ａ20增加，進而達到預防氣喘發作的目的。

有關長久以來廣為流傳的「衛生假說」，似乎不是全無道理，但看樣子並不只是環境乾淨與否的問題。關於這點，最近在德國進行的一項調查得到的結果也非常耐人尋味（J.Weber et al,Am J Resp Crit Care Med,191:522,2015）。

這項研究以三百九十九個家庭為對象，調查每個家庭以及個人的衛生程度，以確認兩者是否與家中孩童（平均年齡九．四歲）罹患過敏疾病（包含氣喘）有任何關連。最後從調查的結果得知，家人常用房間的地毯其內毒素值（也就是受細菌汙染的程度），和容易罹患氣喘與異位性皮膚炎的程度呈反比（換句話說，保持骯髒有不容易過敏的傾向）。簡單來說，存在於幼兒期的微生物含量與容易罹患過敏疾病的程度似乎呈負相關。

不過，值得玩味的是，即使勤打掃，提升家中的衛生程度，或是勤洗手、洗臉以加強個人衛生，雖然能夠讓內毒素的數值降低到某個程度，對改善過敏疾病的發作頻率卻也無濟於事。

於是基於這些結果，進行這項調查的研究者們做出下列的推測：即使增加掃除和洗手的次數，努力提升家中和個人的衛生程度，還是只能除去表面的微生物。再加上外來訪客和寵物等其他因素，很容易就有微生物從外部進入家中，所以清潔和衛生維持程度有限，難以帶來足以降低過敏頻率的劇烈變化。相較之下，居家的地理位置和環境等其他因素可能更為重要。

不過，就筆者個人的觀點看來，與其在意微生物是否存在於家中，或是數量的多寡，或許真正的重點在於那些微生物是否成為個體的常在菌之一，在體內形成多樣的常在菌叢。

換句話說，如果存在於幼兒期的微生物能順利進駐人體，形成多樣的常在菌叢，確實能抑制過敏疾病發作；但如果只是提升家庭和個人的衛生，沒有使常在菌叢產生變化，或許就無法對抑制過敏疾病發揮明顯的效果。

最近已經逐漸釐清Ｔｈ２細胞依賴性的發炎在氣管黏膜慢性化的機制（所謂的Ｔｈ２細胞是輔助Ｔ細胞之一，能分泌ＩＬ－４和ＩＬ－13這兩種細胞激素，是一種參與發炎反應的細胞）。這是千葉大學中山俊憲教授團隊的研究成果。他們針對誘發氣喘模式的小鼠進行詳細的解析，結果發現在氣管發炎的過程中，有部分Ｔｈ２細胞轉變為發揮負面效果的記憶細胞，最後像推骨牌一樣引起一連串的反應，導致發炎慢性化。

中山教授等人所主張的機制如下（圖４－９）。

首先，①當過敏原從氣管入侵，②受損的上皮細胞會分泌ＩＬ－33，③ＩＬ－33會誘導Ｔｈ２細胞分化成記憶Ｔｈ２細胞（所謂的記憶Ｔｈ２細胞，是一種只要遇到某種抗原就會將之記憶下來，等到下次遇到同樣的抗原，就會立刻做出反應的Ｔｈ２淋巴球）。當

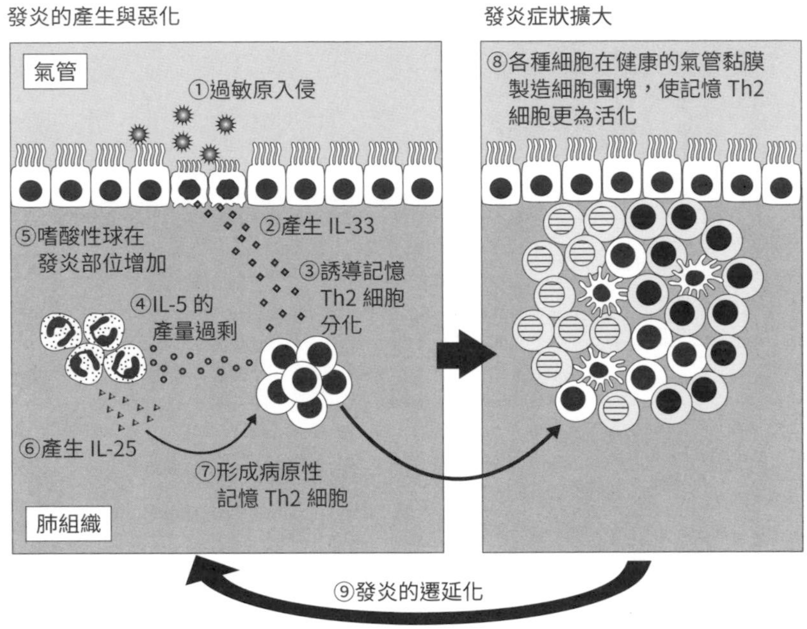

發炎的產生與惡化
發炎症狀擴大
氣管
①過敏原入侵
②產生 IL-33
③誘導記憶
Th2 細胞
分化
④IL-5 的
產量過剩
⑤嗜酸性球在
發炎部位增加
⑥產生 IL-25
⑦形成病原性
記憶 Th2 細胞
肺組織
⑧各種細胞在健康的氣管黏膜
製造細胞團塊，使記憶 Th2
細胞更為活化
⑨發炎的遷延化

當過敏原從氣管入侵，會誘發上皮細胞製造IL-33，對局部受到活化的T細胞發揮作用，使其分化成會製造IL-5的記憶Th2細胞。IL-5對嗜酸性球產生作用，促使其增殖，而嗜酸性球會製造IL- 25。IL-25對記憶Th2細胞產生作用，產生病原性強的記憶Th2細胞。在這樣的反應當中，連原本沒有發炎的氣管黏膜也會形成發炎的細胞團塊，使記憶Th2細胞更為活化而增加病原性，並且移動到發炎的氣管黏膜，使發炎進一步惡化

圖 4－9 發炎在氣管黏膜慢性化、惡化的機制

抗原再次入侵此處，Ｔｈ２細胞會轉變為具有病原性的記憶Ｔｈ２細胞，④大量製造名為ＩＬ－25的細胞激素；⑤ＩＬ－25對嗜酸性球發揮作用，在發炎處使嗜酸性球增加；⑥嗜酸性球會製造ＩＬ－25，⑦使病原性記憶Ｔｈ２細胞增加；⑧在這些反應中，沒有發炎的氣管黏膜部分也會形成包含淋巴球在內的各種細胞團塊；在這些細胞團塊中，記憶Ｔｈ２細胞會進一步受到刺激，延長在體內存活的時間，產生病原性記憶Ｔｈ２細胞；⑨而這些病原性記憶Ｔｈ２細胞會再次聚集在發炎的氣管黏膜，使發炎持續且惡化下去。

總而言之，他們認為發炎部位產生的最初反應會誘導下一次的反應，接著產生一連串的反應，而這些反應會持續進行、延長。目前他們也針對人體的慢性發炎，收集病原性記憶Ｔｈ２細胞是否為造成發炎惡化的證據。同時也打算以這些淋巴球和它們製造的產物為治療標的，進行下一階段的研究。

4-7 慢性阻塞肺疾病（ＣＯＰＤ）

慢性阻塞肺疾病（Chronic Obstructive Pulmonary Disease：COPD）以前被稱為慢性

支氣管炎或肺氣腫。其發病原因是長期曝露於香菸的煙等有害物質。因此，這算是一種生活習慣病。

根據日本平成二十六年（西元二〇一四年）厚生勞動省的調查，日本的患者約有二十六萬人，其中有七成為男性。不過，若將各種調查的結果納入考量，實際的患者人數遠遠超過這個數字，甚至有人認為可能超過五百萬人。簡單來說，有非常高的比例是屬於連自己都沒有發覺的「隱性COPD」（肺部已經出現COPD的病變，但尚未有症狀出現，所以還沒有發覺）。

日本落語（單口相聲）大師桂歌丸也是因慢性阻塞肺疾病於前兩年過世。COPD患者大約有九成都曾經有抽菸的習慣，歌丸先生也曾是重度癮君子。根據最近的調查，據說一天抽一包香菸的人當中，約有兩成都是COPD的潛在患者，機率高得驚人。常抽菸會罹患肺癌是老生常談，不過相較於肺癌，罹患COPD的風險要超出許多，再加上目前COPD是沒有特效藥可治的疾病，所以更加棘手。日本的情況和以往差異不大，男性抽菸的比例約為三成，女性約為一成。我真的很希望這些有抽菸習慣的人，能夠了解COPD是什麼樣的疾病。

ＣＯＰＤ的致病原因是香菸等有害物質中的微粒子進入肺部，引起慢性發炎。隨著發炎的進行，肺泡（支氣管最前端的葡萄形袋狀物，肺泡內的空氣與血液間進行氣體交換的場地）壁會受損，導致氣體無法順利交換，出現喘不過氣和呼吸困難的情況。以小鼠為對象的香菸煙霧曝露實驗中，證實吸菸會刺激先天免疫性的感測器ＴＬＲ４，活化發炎體，進而產生發炎細胞激素ＩＬ－１，造成強烈的發炎反應，肺泡壁也因此受到破壞。

治療ＣＯＰＤ的第一步是戒菸。抑制發炎的藥物雖然能發揮一定的效果，但除非戒菸，否則肺泡會一直受到破壞。隨著ＣＯＰＤ的病狀惡化，氣管收縮會使呼吸變得吃力，所以會使用氣管擴張藥和去痰藥治療，但畢竟只是針對症狀的治標療法，無法阻止病情繼續惡化。遺憾的是，目前尚未開發出治療ＣＯＰＤ的特效藥。

雖說ＣＯＰＤ和抽菸息息相關，但也有人提出該疫病和空氣汙染有關的說法。例如有人認為早春從中國伴隨著西風吹來的黃沙和ＰＭ二・五（一種懸浮粒子，直徑低於二・五微米），也是造成ＣＯＰＤ增加的因素之一。

事實上，有報告指出，讓小鼠吸入沙漠的沙子和ＰＭ二・五，都能活化肺部的發炎體，製造出活性型ＩＬ－１β，結果引起肺部強烈發炎。有關這點，根據二〇一七年由美國波士頓和西雅圖的研究機構共同進行的調查指出，空氣汙染嚴重的中國和印度，每年死於ＣＯＰＤ的人數超過一百萬人（https://sustainablejapan.jp/2017/03/01/india-death-from-air-pollution/25880）。即使是日本，黃沙和ＰＭ二・五似乎也逐漸成為無法掉以輕心的社會問題。

除此之外，還有另一個不容小覷的重要問題。事實上，香菸含有的微粒子，直徑只有〇・四～一微米，屬於典型的ＰＭ二・五。換言之，ＰＭ二・五並不是只有在早春會跟著風吹過來，而是大都市的空氣本來就存在著ＰＭ二・五。有抽菸習慣的人，等於一年三百六十五天都曝露在ＰＭ二・五當中。

但即使是本身沒有抽菸習慣的人，卻也會因為吸了二手菸，變相曝露在ＰＭ二・五當中。由日本呼吸系統學會製作的《延長肺部壽命的方法》宣導手冊有提到一點：根據在某間用玻璃牆和自動門隔離出吸菸區的咖啡店所進行的調查，從吸菸區洩漏到非吸菸區的ＰＭ二・五是七〇$\mu g/m^3$。這個數值是環境基準值的兩倍，以日本環境省的基準而言，相當於「儘量不要外出」的等級。從這個結果看來，我們目前所面臨的似乎是比黃沙更嚴重的可怕問題。

4-8 特發性肺纖維化（IPF）

這是一種因肺部間質持續發炎造成的纖維化，從而導致呼吸機能下降的肺纖維症。在各種肺纖維症中，特發性肺纖維化（idiopathic pulmonary fibrosis：IPF）是比例最高的種類。所謂的特發性，意思是原因不明，不過好發於抽菸者，另外被視為發病的危險因子還包括在料理時吸入以高溫加熱的油、曝露於各種粉塵等。好發年齡是五十歲以上，以男性居多。IPF的患者人數在日本僅有一萬數千人，但它和COPD一樣有許多「隱性患者」，所以實際的患者人數有可能超過這個數字的十倍。

IPF的發病原因，可能是含於香菸和高溫加熱的油等的微粒子長期對肺泡壁造成損害，在修復的過程中，膠原蛋白在肺泡壁（間質）過量生產（＝過度修復），因此囤積在該處所致。這種變化稱為纖維化。包圍肺泡的間質變得又厚又硬，對原本在肺泡進行的氣體交換造成阻礙，因此呼吸變得困難。如同前述，COPD是一種因肺泡遭受破壞而導致呼吸困難的疾病，相較之下，IPF則是因肺泡受損引起組織過度修復，結果造成呼吸困難的疾病。至於為什麼只有某些人的肺泡壁會產生過度組織修復（＝纖維化），目前仍是一無所知。

主要症狀有提著重物上樓梯時感到氣喘吁吁，以及乾咳。病情的惡化速度因人而異，可怕之處在於病情有可能急性惡化，導致呼吸困難的情況變得更嚴重。一旦急性惡化發生，約有八成的患者會死亡，即使症狀曾一度改善，平均存活期卻只有六個月。整體而言，確診後的平均存活期是三到五年，屬於預後不佳的疾病之一。

棘手的是，ＩＰＦ和ＣＯＰＤ一樣，目前也沒有有效的治療法。急性惡化時，雖然能使用類固醇，但只能維持短暫的效果。據說前陣子才過世的男演員津川雅彥先生也罹患了此病。

4-9 類風濕性關節炎

類風濕性關節炎是免疫細胞在關節攻擊身體成分而引起發炎，造成關節腫脹、疼痛的疾病。發病的原因不明，已知的是平常理應對抗外敵的免疫細胞，其一部分不知為何會聚集在關節攻擊組織，導致組織持續發炎。關節周圍的滑膜因發炎而腫脹受損，連骨頭和軟骨也受到破壞。這種情況如果一直沒有得到改善，關節的彎曲和伸展會變得十分困難，逐漸僵硬，使日常生活受到很大的限制。特徵是好發於手腳的關節，而且通常左右關節會同時出現症狀。女性發病的機率比男性高得多（男女的比例為一：五），發病的年齡層大約集中在三十幾歲至五十幾歲。據說日本的患者有將近一百萬人。至於遺傳方面的影響，以同卵雙胞胎而言，當其中一人發病時，另一人也發病的一致率是十五～三〇%，由此看來似乎同時會受到遺傳和環境的影響。

類風濕性關節炎的重點在於，症狀絕對不只會出現在關節。病變會逐漸擴及眼睛、肺部、血管等全身，因此患者應前往內科就診，而不是骨科，如果可以，最好到風濕過敏免疫科就診。通常病況的進展會長達好幾年，緩慢進行，但骨骼和軟骨的破壞大多從發病早期就已出現，所以最好及早接受適當的治療。如果趁早治療，就能夠在初期鎮定發炎，盡可能降低骨骼與軟骨受損的程度（類風濕性關節炎的治療方法在這十年產生很大的變化，有關最新的治療方法，將在第五章介紹）。

另外還有一項不能忽略的重點。就是類風濕性關節炎的初期症狀極具特徵性。愈早發現身體有異，及時治療很重要。舉例而言，發病早期有時候會出現微燒、身體倦怠、失去食慾等症狀，除此之外，一些簡單的日常動作也會變得費力，例如拿牙刷、扣鈕釦等。這種手部僵硬的症狀容易發生在早晨，所以又稱為「晨僵」。早上起床後，如果上述症狀持續超過三十分鐘，請各位務必提高警覺。

話說回來，類風濕性關節炎的患者其關節為什麼會持續發炎，並且受到破壞呢？原因似乎是白血球製造的細胞激素和趨化因子，對周圍的細胞產生作用，促使一連串的反應發生，導致組織遭受破壞（圖４－10）。

首先，包括巨噬細胞、樹突狀細胞、肥大細胞、先天性淋巴細胞、輔助Ｔ細胞中的Ｔｈ１細胞和Ｔｈ－17細胞，還有Ｂ細胞、製造抗體的漿細胞（從Ｂ細胞分化而成的細胞）等各種白血球，都會聚集到發炎的關節滑膜。Ｔｈ－17細胞會分泌ＩＬ－17這種細胞激素，讓ＩＬ－17對巨噬細胞產生作用，促使巨噬細胞製造ＴＮＦ－α、ＩＬ－６等促發炎細胞激素，同時也會對構成間質的滑膜之纖維母細胞產生作用，使其製造出各種破壞關節的分子（蛋白質分解酵素和細胞激素ＲＡＮＫＬ等）。

這些蛋白質分解酵素會破壞滑膜和軟骨的基質。ＲＡＮＫＬ會活化破壞骨骼的破骨細胞，使骨質被吸收，造成損壞。如同前述，目前尚不清楚一開始如何產生反應，但是在某

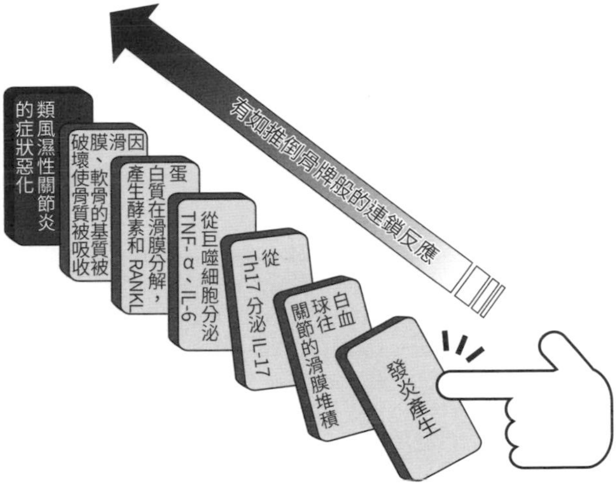
有如推倒骨牌般的連鎖反應
發炎產生
白血球往關節的滑膜堆積
從 Th17 分泌 IL-17
從巨噬細胞分泌 TNF-α、IL-6
蛋白質在滑膜分解，產生酵素和 RANKL
因滑膜、軟骨的基質被破壞，使骨質被吸收
類風濕性關節炎的症狀惡化

關節開始發炎後，接著會產生不斷擴大的連鎖反應，除了使關節滑膜的發炎變得愈來愈嚴重，也會使軟骨的基質受到損傷、骨質被吸收與破壞等。但是，至今仍尚未釐清促成此反應的契機。

圖 4－10　類風濕性關節炎的症狀在有如推骨牌的連鎖反應下不斷惡化

種契機的催化下會產生下一次的反應，接著再產生下一次……所以其反應的類型，大概可以比喻成推骨牌吧。

最近，大阪大學熊之鄉淳教授的研究團隊發表了有關出現於類風濕性關節炎、造成關節破壞的新・骨牌效應。

他們釐清了發炎有如骨牌效應的機制，其內容如下。他們發現因發炎而被活化的滑膜細胞和巨噬細胞所產生的蛋白質分解酵素，會對位於白血球細胞膜的「Semaphorin分子」發揮作用，使其從細胞膜內

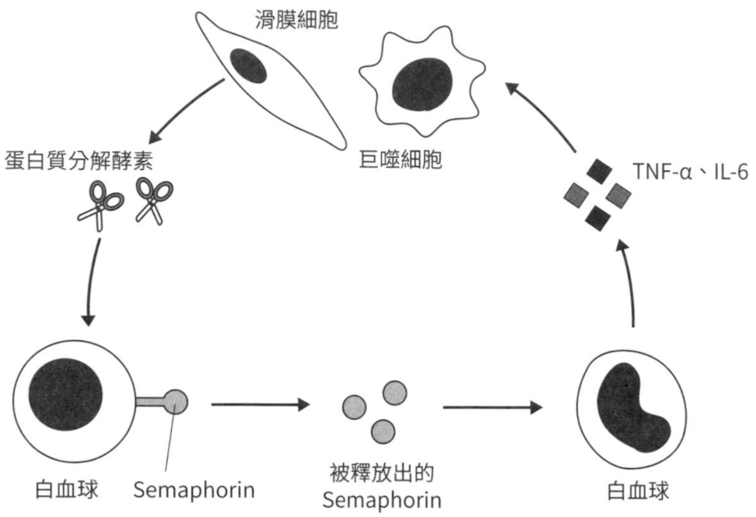

發炎的滑膜細胞會分泌蛋白質分解酵素，切斷白血球上的Semaphorin。被釋出的部分Semaphorin會在血中對其他白血球產生作用，促使其分泌TNF-α、IL-6。而這些細胞激素會刺激巨噬細胞和滑膜細胞，促使其產生蛋白質分解酵素。於是，發炎便陷入這樣的惡性循環，不斷惡化

圖 4－11 Semaphorin在類風濕性關節炎的發炎惡化上扮演的角色

釋出。再以這種從細胞膜釋出的「Semaphorin」刺激其他種類的白血球，促使TNF－α、IL－6等促發炎細胞激素產生。這些促發炎激素會刺激滑膜細胞、淋巴球、單核球、巨噬細胞，使它們分泌更多的促發炎細胞激素，讓發炎的情形更加惡化。

一旦演變至此，為了治療類風濕性關節炎，除了必須抑制促發炎激素的作用，或許想辦法抑制促使促發炎激素分泌的仲介因子「Semaphorin」的作用更為重要。基於這個概念，

「Semaphorin」抑制劑的研發工作目前仍持續在進行當中。

4-10 老化、失智症、阿茲海默症

老化和包含海茲海默症在內的失智症，其發病似乎也和慢性發炎有關。首先說明發炎和老化的關係。根據海外的研究，已經證實ＴＮＦ－α、ＩＬ－６之類的促發炎細胞激素會隨著年齡增長在血液中增加。不過經過調查，發現年齡的增長和病原體感染似乎沒有太大的關係。既然如此，它和發炎之間究竟存在著什麼樣的關係呢？研究人員透過試管培養找到了其中的一個答案。

細胞經長期培養之後，會產生各種促發炎細胞激素和其他與發炎相關的分子，而且培養的期間愈長，生產量也增加得愈多。另外，觀察從高齡者身上採集到的細胞也發現，相較於年輕人的細胞，有促發炎細胞激素產量較多的傾向，由此可見細胞的老化和促發炎細胞激素的產生確實存在著某種關連。以前的觀點是衰老的細胞會保持靜止不動的狀態，什麼也不做，但實情似乎不是如此。

一般而言，細胞分裂的次數有限，一旦反覆分裂至一定的程度就無法再繼續了。自此細胞會開始老化，呈現出ＳＡＳＰ（老化關聯分泌因子，senescence-associated phenotype）的狀態。這群隨著老化而產生的分子群總稱為ＳＡＳＰ因子。令人驚訝的是，大多數的ＳＡＳＰ因子似乎都會對生物體帶來負面的影響，包括發炎、致癌等。舉例而言，ＳＡＳＰ因子除了會刺激產生ＳＡＳＰ因子的細胞，加速細胞老化，也會對周圍的細胞產生作用，將免疫細胞召喚至局部，形成發炎的狀態。

除此之外，一旦周圍出現突變的細胞，ＳＡＳＰ因子就會對該細胞產生作用，提升其致癌的機率。由此可見，為了抑制細胞老化與其伴隨來的癌化，最重要的是得想辦法阻斷ＳＡＳＰ因子的作用。

那麼，為何老化細胞會分泌ＳＡＳＰ因子呢？關於這點，大阪大學原英二教授的團隊最近發表了一篇有趣的報告。這份報告指出，老化細胞為了在細胞質去除不必要的ＤＮＡ，會減少必要的ＤＮＡ分解酵素的分泌量，因此有部分的基因組ＤＮＡ會開始滯留在細胞質。如此一來，這些ＤＮＡ碎片會刺激位於細胞內的先天性免疫系統感測器之一的ｃＧＡＳ－ＳＴＩＮＧ感測器（第三章、圖３－２）引起先天性免疫反應，結果，產生了ＳＡ

SP因子。

簡單來說，即使沒有被病原體感染，但只要對自體細胞的老舊廢物產生先天性免疫反應，也會造成SASP因子產生。從這裡也看得出老化與發炎的關聯性。為了表現這兩者的關聯性，美國最近出現了一個新的複合詞「inflammaging」，由「inflammation」（發炎）與「aging」（老化）所結合而成。

透過以大鼠和小鼠進行的異種共生實驗，才發現我們的體內似乎存在著不斷循環、並可以促進或抑制老化的因子。實驗方法是藉由手術從皮下將兩隻實驗個體的側腹部縫合，讓它們的體液和細胞在一定期間內建立互相循環的系統（就筆者個人而言，因為這個實驗似乎會增加動物的壓力，最好能免則免……）

一九五〇年代後期，美國康乃爾大學的克萊夫．麥凱（Clive McCay）教授，讓高齡大鼠和年輕大鼠異種共生，藉以證實年輕大鼠身上存在著讓高齡大鼠恢復年輕的因子之說法。二〇〇五年，美國史丹佛大學的湯瑪斯．蘭特（Thomas Rando）教授的研究團隊，以小鼠進行異種共生，結果發現高齡小鼠的幹細胞得到活化，但年輕小鼠的幹細胞則沒有被活化。

這些結果暗示著高齡個體和年輕個體的體液中，各自存在著老化促進因子和老化抑制（或者說恢復年輕）因子的可能性，而且可以推測這些因子都是透過幹細胞的活化，以控制個體老化。

其次是發炎與失智症的關係。首先要釐清一點，失智症在醫學上並不是正式的「病名」，而是因腦部機能下降，造成分辨事物的能力、記憶力、判斷力等出現障礙，處於在日常生活中引起各種不便的「狀態」。失智症在近幾年也有不斷增加的趨勢。根據日本內閣府的網頁資訊，日本的失智症患者在平成二十四年（西元二〇一二年）已經超過四百五十萬人，預估到了二〇二五年大約會達到七百萬人，相當於日本每五位六十五歲以上的長者當中，就有一人會罹患失智症。對以健康長壽為目標的社會而言，失智症的確是頭號大敵。

失智症可大致分為血管型（或稱為腦血管型）和阿茲海默型。前者是因小到讓人沒有發覺的出血和梗塞發生在腦部各處所引起，日本約有兩成的失智症患者屬於血管型。最主要的原因是生活習慣病，尤其是糖尿病、高血壓、血脂質異常等，更是重大的危險因子。但換個角度來想，透過生活習慣的改善，有很大的機會可以預防血管型失智症。

相對地，據稱占整體失智症達六成以上、因阿茲海默症引起的阿茲海默型失智症，卻找不出發病原因。目前已知的是，阿茲海默症的患者腦部累積了大量的β類澱粉蛋白，形成的類澱粉蛋白斑塊或老人斑也增加了。如此一來，周圍的神經細胞會開始死亡，數量逐漸減少，記憶力和判斷力也可能因此減退。

第三章已經提到，一旦形成β類澱粉蛋白的結晶，微膠細胞就會吸收結晶，活化了NLRP３發炎體，並誘導促發炎細胞激素分泌，在腦部引起發炎。事實上，類澱粉蛋白斑塊的周圍有許多將IL－1帶進入細胞內的微膠細胞，引起發炎。但是，如同前述，即使在去世之前，有毫無失智症跡象的人腦部也發現了大量的類澱粉蛋白斑塊，因此目前很難判定β類澱粉蛋白的累積，是否會迅速造成阿茲海默症的發病。

有報告指出發炎產生時，阿茲海默症型患者的認知機能傾向快速降低。舉例而言，促發炎細胞激素在血液中增加的阿茲海默症型患者，和沒有發炎的阿茲海默症型患者相比，認知機能減退的程度明顯超出許多，相反地，促發炎細胞激素含量愈低的患者，在觀察期間幾乎都沒有出現認知機能減退的情形。這點說明了發炎對阿茲海默症型患者的治療而言，或許有機會成為重要的治療標的。

事實上，美國已經展開以抗發炎劑治療阿茲海默症型患者的臨床實驗。以現況而言，抑制前列腺素產生的ＣＯＸ－２阻斷劑對阿茲海默症似乎無法發揮預防與治療的效果，但ＴＮＦ－α阻斷劑的效果在某種程度上備受期待。問題是目前使用的ＴＮＦ－α阻斷劑是一種人類型單株抗體，分子量大，所以投予後，無法通過血腦屏障※註２，難以進入腦實質，或許這點會成為待解的障礙。

4-11 憂鬱症

有關憂鬱症和發炎的關聯性，以往分成相關和非相關兩派。丹麥的研究團隊為了釐清這個問題，找了七萬名以上的受測者，測試被當作發炎指標的ｈｓＣＲＰ（高敏感度ＣＲＰ），以調查社會壓力的強度和憂鬱症的傾向，是否與血中ｈｓＣＲＰ的數值相關。

因為已經知道ｈｓＣＲＰ的數值會受到抽菸習慣、酒精攝取量、年齡、性、慢性病的有無等各種因子影響，所以這份研究以剔除干擾因子的影響為前提進行解析，結果發現因高度的社會壓力而被診斷罹患憂鬱症的人，和對照組的人相比，ｈｓＣＲＰ的數值明顯較高（JAMA Psychiatry.70:176.2012）。

當然，光憑這份報告，我們無從得知到底是發炎導致憂鬱症，還是得了憂鬱症的人容易發炎，或者兩者皆是。但總而言之，有關壓力、憂鬱症與發炎的關聯性，可說是被清楚辨明了。

之後，京都大學的成宮周、古屋敷智之（現於神戶大學任職）教授的研究團隊，為了透過實驗釐清這個問題，以小鼠為對象，反覆對其施予社會性壓力（具體的內容是把體型小的小鼠和體型較大、攻擊性強的小鼠每天處於同一個籠子十分鐘。使前者持續忍受後者的攻擊達十天之久）。

結果發現，承受壓力的小鼠，腦內的膠質細胞被活化，並分泌出IL－1、TNF－α等促發炎細胞激素，發揮對神經細胞的影響力。造成小鼠出現憂鬱症的行為特徵，例如避免接觸新來的小鼠等拒絕社交的行為。

但是，卻無法從先天性免疫受體TLR2、TLR4有遺傳性缺陷的小鼠身上，看到微膠細胞被活化的跡象，也幾乎未出現憂鬱症的行為特徵。另外，腦內被投予可抑制IL－1、TNF－α等促發炎細胞激素發揮作用的抗原之後，TLR2、TLR4表現正常的小鼠，其憂鬱症的行為特徵也受到了抑制（Neuron,99:1,2018）。

上述的報告都顯示出腦內發炎引起的神經細胞機能變化對憂鬱症的病態影響重大，同時也展現出在開發治療憂鬱症的新藥上，發炎可望被當作標的可能性。不過，壓力究竟是透過何種分子誘導微膠細胞活化，至今仍是未解之謎。此外，憂鬱症並不是單一疾病，而是一種源自於各種原因、擁有幾種亞型的症候群，所以或許很難將憂鬱症與腦內發炎直接畫上等號。

4-12 多發性硬化症

這是一種免疫細胞進入中樞神經系統（腦和脊髓），在該處引起發炎所造成的疾病。神經細胞和包圍其周邊的髓鞘受損（稱為脫髓鞘的現象），導致手腳麻痺和感覺、視覺上的障礙。

症狀的嚴重程度和病程進展因人而異。有些人的症狀非常輕微，但大多數的患者都會陷入「復發」和「症狀緩解」的循環，病情在十至十五年之間逐漸惡化。好發於年輕人

（平均發病年齡是三十歲前後），以女性居多（男女比例約為一：二～三）。日本的患者超過一萬人。

和日本人相比，歐美等白種人的罹患率高出十至二十倍；英國的著名女大提琴演奏家賈桂琳．杜．普蕾也因多發性硬化症病逝。雖然目前並不把此病視為遺傳性疾病，但根據英國的調查，相較於異卵雙胞胎雙方都罹患多發性硬化症的機率是三～五％，同卵雙胞胎雙方都發病的機率則高達二四～三〇％，明顯超出許多，由此可見遺傳在一定程度上對發病與否發揮了影響力。

通常會利用腰椎穿刺和ＭＲＩ（核磁共振）來診斷該疾病。所謂的腰椎穿刺，就是利用細針穿刺背部以採集腦脊髓液，進行檢驗，可確認包含白血球和促發炎細胞激素等各種Ｃ反應蛋白是否增加。透過ＭＲＩ檢查可以檢測腦部的各處是否存在著稱為斑塊（Plaque）的脫髓鞘性病變。

脫髓鞘是受到免疫細胞的攻擊所引起。免疫細胞會聚集在多發性硬化症患者的腦部和脊髓，尤其是Ｔ細胞，會聚集在神經的周圍，把自體的神經和髓鞘視為異物，發動攻擊。因此，脫髓鞘性疾病被視為一種自體免疫疾病。

然而，至今仍不清楚引起疾病的自體抗原為何。不過，有時候會因一開始受到病毒或細菌感染而發病，或是造成病情惡化，所以被認為病原體有可能和部分的自體抗原相似，導致理應攻擊病原體的免疫系統誤判，反而攻擊神經細胞或位於軸突上的自體抗原。另一種可能是入侵體內的病原體所釋放的毒素，對免疫細胞造成異常的刺激，引起發炎反應。不過，有許多病例顯示此疾病不一定和感染有關，目前也尚未釐清T細胞異常增加的原因。

活化後的T細胞，在發生病變的斑塊分泌出各種促發炎細胞激素，使得在中樞神經系統中相當於巨噬細胞的微膠細胞和各種免疫細胞受到刺激。另外，有人推測此病也是藉由類似從其他慢性發炎性疾病逐漸掌握的連鎖反應，造成脫髓鞘以及對神經細胞的傷害。但詳情仍不清楚。

因為尚有許多不明之處，所以多發性硬化症的治療也只能治標而不能治本。發作時，經常會使用有抑制發炎效果的類固醇（皮質類固醇）治療，雖然能暫時緩解發炎的情況，但沒有防止復發的作用。另外，有時候會使用一種名為干擾素β的細胞激素治療，目的是預防復發。基於感染有可能成為多發性硬化症的發作契機，所以美國的研究機構嘗試以具備抗病毒活性的干擾素β進行治療，結果發現確實能降低復發機率，因此成為目前使用的治療方法。

但是，雖說投放干擾素β可以將復發率降低到三〇％左右，但使用在很多患者身上卻毫無反應。而且一旦病情更加惡化，效果就變得更差強人意。有關其作用機制目前還不是很清楚，無法肯定它是否真的具備抑制病毒的作用而有效。

另外，最近也開始經常使用「芬戈莫德」（Fingolimod，中文商品名為「捷力能」），其作用是阻止淋巴球往中樞神經系統移動，效果似乎明顯超出干擾素β許多。而且，用於對干擾素β治療沒有反應的患者似乎也能見效。可惜的是，它並不是直接對疾病的根本產生作用，無法發揮根治的效果，只能控制病情。另外，有關長期投予是否會造成副作用，至今仍缺乏充足的數據。

此疾病是因為T細胞等免疫細胞在中樞神經系統引起慢性發炎，造成脫髓鞘，因此產生手腳麻痺、感覺和視覺出現障礙等症狀。遺憾的是，目前尚未開發出能有效去除病根的藥物。期待早日有進一步的研究成果。

4-13 克隆氏症

此疾病和後述的潰瘍性大腸炎都屬於發炎性腸道疾病（Inflammatory Bowel Disease：IBD）的一種。它也是被日本厚生勞動省納入「難以治療的疾病」其中之一。患者的人數因飲食的西化而逐年增加。目前日本的患者已超過四萬人。

此病好發於十幾歲至二十幾歲的年輕人，以男性居多，男女的罹患比例約為二：一。病變有可能遍及口部至肛門等整個消化道，不過最常見的情況是小腸和大腸的黏膜發生慢性發炎和潰瘍的狀況。症狀包括發燒、全身出現倦怠感、腹痛、下痢、血便、體重減輕等。特徵是症狀處於緩解的「寬解」狀態和症狀惡化的「復發」狀態反覆出現。

依照病變發生的部位，主要可分為小腸型（病變部位主要侷限在小腸）、小腸大腸型（小腸和大腸出現病變）、大腸型（主要侷限於大腸）。不論哪一種類型，共通點是消化道以外的部位也不時會出現病變，甚至有可能併發關節炎和虹彩炎（眼疾）。腸道發炎的情況若變得更嚴重，腸壁會出現「穿孔」的情形，嚴重者甚至會造成腸道之間或腸道與其他器官（例如膀胱等）形成相通的管道，這種狀態稱為「廔管」。因嚴重的發炎，有時候會演變成腸道通道變窄的狀態，稱為「狹窄化」。

如同上述，克隆氏症是一種相當棘手的疾病，最令人困擾的是，至今尚未掌握其發病的原因。不過，透過最近的研究結果，或許已能知道至少與遺傳因子、環境因子、免疫異常這三項要素有關。

首先是遺傳因子。根據海外的研究，有一〇～二〇％患者的ＮＯＤ基因（負責編碼先天性免疫系統感測器之一ＮＯＤ２的基因）的核酸序列出現微妙的差異（稱為基因多型性），但日本人的基因看不到這種多型性。不過，有些病例是一個家族裡不只一人發病，由此可見發病的原因似乎有部分取決於遺傳因素。

其次是環境要因，包括高脂肪飲食、肥胖、吸菸等生活習慣和腸內菌叢等。

最後是免疫異常。意思是各種免疫細胞在腸道黏膜分泌促發炎細胞激素，導致自體的腸道出現受損的現象。我想以克隆氏症而言，恐怕是遺傳要素、環境要素、免疫異常等相互作用，最後形成如此複雜的病態。

為何克隆氏症也會出現慢性發炎的情形呢？最近有人以小鼠的腸炎模式，進行腸道發炎慢性化的研究。實驗中，首先以人為方式在小鼠身上誘發ＩＢＤ（慢性發炎性腸道疾病）。接著向因缺乏Ｔ細胞而免疫不全的小鼠投予了正常的ＣＤ４－Ｔ細胞後，不知為何，投予的Ｔ細胞卻轉變為攻擊型的細胞，在大腸引起類似克隆氏症的強烈發炎。以這種情況來說，因為從發炎的大腸看得到許多某一種Ｔ細胞，而這種細胞可以製造促發炎激素之一的ＩＦＮ－γ，因此以往認為這種細胞就是由好轉壞的攻擊性淋巴球。

但是，美國阿拉巴馬大學羅利．哈靈頓（Laurie Harrington）教授的研究團隊收集了這種細胞並投予免疫不全的小鼠後，卻發現驚人的事實。小鼠們幾乎都沒有發生腸炎，反而是投予不會製造ＩＦＮ－γ的Ｔ細胞後，誘發嚴重的腸炎。基於這點，他們做出不會製造ＩＦＮ－γ的Ｔ細胞才是罪魁禍首的假設，進行調查之後發現，這個細胞集團當中存在著像幹細胞一樣，具備自我再生能力強大、增殖力也高的細胞，除了會製造直接引起腸炎的細胞，也會另外生產不會引發腸炎、分泌ＩＦＮ－γ的Ｔ細胞。※註3

換言之，目前已經知道之所以持續發炎，可能是發炎部位聚集了自我複製能力強、類似幹細胞的細胞不斷增殖所致。

上述結果是透過以小鼠為對象的實驗所證實，但克隆氏症的患者，如果體內也存在著這樣的細胞，而且這些細胞正是引起慢性腸炎的原因，那麼就可以將之直接當作治療的標的，照理說應該有機會開發出與以往截然不同的全新治療方法。

4-14 潰瘍性大腸炎

這種疾病和克隆氏症一樣，都屬於ＩＢＤ（慢性發炎性腸道疾病），也是被日本厚生勞動省納入「難以治療的疾病」其中之一。隨著飲食的西化，患者的人數每年都在增加。發病原因是覆蓋大腸內側的黏膜發炎，因此造成大腸黏膜糜爛（潰爛）和潰瘍（壞死，形成缺損的狀態），並且引起下痢和腹痛，甚至會不時出現血便（混雜著黏膜和血液的糞便）。潰瘍性大腸炎的特徵是上述症狀會陷入寬解與復發的惡性循環。有時也會出現發燒、食慾不振和體重減輕等症狀。

日本的患者超過十五萬人。男女的比率幾乎是一比一，發病的年齡層從年輕人到高齡者都有，但發病最多的年齡層是二十幾歲的年輕人。有時也會同時併發關節炎和虹彩炎。

潰瘍性大腸炎和克隆氏症都是腸道發炎所引起的疾病，但兩者有時候容易被混淆，因此本

	克隆氏症	潰瘍性大腸炎
好發年齡	10 幾歲～20 幾歲	20 幾歲是發病的高峰期
男女比例	～2：1	～1：1
病變部位	主要是小腸、大腸	主要是大腸
主要症狀	腹痛、下痢、血便、體重減輕	下痢、腹痛、血便
病變的種類	黏膜病變、嚴重的話腸道會瘻管、狹窄化	糜爛、潰瘍

克隆氏症和潰瘍性大腸炎都是難以治療的腸炎，但還是有些差異。

圖 4－12 克隆氏症和潰瘍性大腸炎的比較

書以列表的方式比較兩者的差異，請各位參照圖4－12。

潰瘍性大腸炎是一種病因不明的疾病，和克隆氏症一樣，發病的原因錯綜複雜，都是遺傳要素、環境要素、免疫異常等相互作用下的產物。雖然難以根治，但約有九成的患者屬於輕度至中度症狀，所以大多數的情況都是靠著藥物抑制症狀，想辦法與此病和平共存。棘手的是，若潰瘍性大腸炎長期持續會提升罹患大腸癌的風險，所以定期追蹤與接受檢查甚為重要。

病因至今仍然不明，所以目前缺乏根本的治療方法，只能以抑制發炎為治療目標。以往長期使用的是以商品名稱為「阿腸克錠」（Asacol）和「頗得斯安」（Pentasa）的５－氨基水楊酸（５－ＡＳＡ）製劑和類固醇（皮質荷爾蒙）製劑。

５－ＡＳＡ製劑會對發炎的黏膜之上皮細胞以及浸潤的白血球產生作用，抑制活性氧、白三烯、促發炎細胞激素的產生。類固醇會與存在於細胞內的受體結合，轉移到細胞核中，再與各種基因和轉錄抑制分子結合，使其改變作用，結果抑制了發炎進行時各種必要的分子（前列腺素、白三烯、促發炎細胞激素等）產生。類固醇雖然具備強大的抗炎效果，但長期使用的副作用包括臉變得浮腫（滿月臉）、更容易受到感染，另外也會提高罹患糖尿病（類固醇糖尿病）、消化性潰瘍（類固醇潰瘍）、骨質疏鬆症和形成血栓的風險。

許多病例顯示，使用５－ＡＳＡ製劑和類固醇，確實能緩解症狀（寬解），但有時候還是會復發。遇到復發的情況時，最近採用能阻斷促發炎細胞激素或其作用途徑的抗體製劑治療。詳情會在第五章說明，總之，經常使用的是英利昔單抗（商品名為「類克」）和阿達木單抗（商品名為「復邁」）。前者是一種可阻斷ＴＮＦ－α作用的單株抗體。使用上雖然要注意會有容易感染等副作用，但治療效果相當良好，和傳統的治療方法相比，似乎有很高的機率讓症狀獲得寬解或維持平穩。

※註1　細胞激素的種類很多，尤其是Ｔ細胞，每個亞群（如下所示，Ｔ細胞有好幾個亞群）所分泌的細胞激素都不相同。如前章所述，當Ｔ細胞受到刺激會分化成Ｔｈ1、Ｔｈ2、Ｔｈ17等幾個亞群，各別分泌特徵各不相同的細胞激素。

舉例而言，Ｔｈ1淋巴球會製造ＩＬ－2、ＩＦＮ－γ；Ｔｈ2淋巴球會製造ＩＬ－4、ＩＬ－5、ＩＬ－13等。另一方面，先天性淋巴細胞（ＩＬＣ）的亞群們，也會各自製造不同的細胞激素。例如，ＩＬＣ1類似於Ｔｈ1，會分泌ＩＦＮ－γ，而ＩＬＣ2類似於Ｔｈ2，會製造ＩＬ－4、ＩＬ－5、ＩＬ－13等。因此，ＩＦＮ－γ被稱為1型細胞激素，ＩＬ－4、ＩＬ－5、ＩＬ－13被稱為2型細胞激素。2型細胞激素若刺激Ｂ細胞，就能夠促使其製造ＩｇＥ抗體。

※註2　血腦屏障是生物體為了維持恆常性的運作的重要機能。其功能是防止有害物質入侵腦部，使神經機能維持在最適當的環境。腦微血管和身體其他部位不同，具備特殊的構造，只能讓特定的物質通過。也因為這個原因，有許多藥物無法順利抵達腦部。因此，針對腦部進行治療時，血腦屏障有時卻

成為難以克服的障礙。例如最近常用於治療各種疾病的人源化抗體，因為分子量大，無法通過血腦屏障。另外，腦部發炎時，血腦屏障似乎會出現滲漏的情形，但是抗體的分子還是太大，能夠通過的程度有限。

※註3　所謂的幹細胞是將會成為臟器或特定種類細胞的「源頭」細胞。同時具備製造可增殖成與原來相同細胞的能力（自我複製能力）與製造種類與自己不同的細胞的能力（分化能力）。以血液幹細胞而言，它除了製造與自己相同的幹細胞，也能夠製造從紅血球、白血球、血小板等分化出來的子細胞。如果這類的幹細胞在產生慢性發炎的部位增生，或許除了自我複製，也會持續製造造成負面影響的子細胞。如果真是如此，除非去除「惡的根源」，否則發炎的「火焰」將永遠無法平息。

第5章

近期免疫研究告訴我們的有效治療法

5-1 慢性發炎有特效藥嗎？

前幾章已說明慢性發炎是萬病之源的原由。慢性發炎也會受到年齡增長的影響。根據好幾份海外研究團隊的報告，被當作發炎指標的CRP、IL-6、TNF-α等數值的增加和年齡的增長成正比，而且這些指標性數值也和罹患心血管疾病的風險、死亡率有正相關的傾向。

日本慶應大學新井康通教授的研究團隊，以超過一千五百人（其中約有七百人超過一百歲）為對象，進行大規模的世代研究。研究的結果顯示，發炎指標的數值和剩餘的壽命長短有關，相較於發炎指數高的人，發炎指數較低的人，不但剩餘的壽命有更長的傾向，也具較高的自理能力和認知機能。另外，通常百歲人瑞的直系子孫長壽的機率也比較高，研究中也發現他們的發炎指數偏低。

透過這一連串的研究，研究團隊闡明慢性發炎會加速老化進行，造成壽命縮短，相反地，慢性發炎不嚴重的人則較為長壽。換言之，對持續高齡化的現今社會而言，找出抑制慢性發炎的方法無疑是至關重要的課題。

談到這裡，當然有人會問：有治療慢性發炎的特效藥嗎？遺憾的是，至今尚付之闕如。不論是針對哪一種慢性發炎的疾病，目前都尚未開發出藥到病除的特效藥。但值得欣慰的是，以個別疾病的治療方式而言，已經出現相當程度的進展。

接下來，本章將針對以慢性發炎為主體的主要疾病，分別說明該疾病的最新治療方法以及今後的展望。必須先提醒各位的一點是，針對每一種慢性發炎的疾病進行說明時，除了詳細介紹其治療方法，也會列出藥品名稱，對具體的治療方法沒有太大興趣的讀者而言，或許會有些枯燥無味。遇到這種情況時，請自行斟酌，省略不看也無妨。

5-2　慢性發炎的新治療法與展望

①類風濕性關節炎的最新治療法

我們已在第四章第九節詳細介紹過類風濕性關節炎，所以以下只做個簡單的整理。

簡而言之，這是一種因免疫細胞攻擊患者的關節組織，引起發炎，造成關節腫脹疼痛的疾病。

女性發病的比例遠高於男性（男女比例為一：五），日本據稱有將近一百萬名患者。病程通常持續進行好幾年，從發病之初就會迅速地破壞關節組織，因此有及早接受適當治療的必要性。

說到類風濕性關節炎的治療，以前的主流方法是使用非類固醇消炎藥（稱為NSAID的消炎止痛藥），包含免疫抑制藥物的抗風濕藥物和類固醇（皮質類固醇藥物）等。不過，現在的治療方法和以往相比出現了大幅度的變動。原因在於生物製劑、尤其是製造單株抗體藥物（也稱為抗體製劑或抗體藥物）的技術突飛猛進，明顯地提升藥物的效果（有關單株抗體和抗體製劑在第三章的尾聲※註3有詳細說明）。

所謂的生物製劑，意即利用生物科技，將生物製造的物質轉變為藥物，其中最具代表性的種類就是抗體製劑。這些製劑會與特定的分子結合，改變或抑制其作用，所以有時又被稱為分子標靶治療藥。

用於治療類風濕性關節炎的生物製劑，大多數都屬於選擇性與特定的促發炎細胞激素或其受體（在細胞激素對細胞產生作用時所結合的對象之分子）結合，抑制其作用。以前要在試管內大量培養抗體或形狀與抗體相似的蛋白質並不容易，製造出以毫克為單位的蛋白質（毫克相當於千分之一克）就已經接近極限了。但是拜最新的生物科技所賜，最近已經進步到能夠製造數量以公斤為單位、必須裝在比油桶大幾倍容器裡的大量免疫球蛋白。多虧這點，包含抗體製劑在內等生物製劑也廣泛用於治療各種發炎性疾病了。

以類風濕性關節炎的治療而言，目前最常使用的藥劑包括抗TNF－α的英利昔單抗（商品名為類克）和阿達木單抗（復邁），以及當作TNF－α阻斷劑的生物藥劑「Etanercept」（商品名為恩博）、可阻斷IL－6作用的抗體製劑「Tocilizumab」（商品名為安挺樂）等。

當中的「Tocilizumab」，是大阪大學岸本忠三名譽教授的研究團隊和中外製藥共同開發的藥劑，具備阻斷IL－6與IL－6受體結合的作用。治療方式是每個月靜脈注射（打點滴）一次或每兩週皮下注射一次。使用此藥的多數患者都顯現出前所未有的優異效果，包括改善關節的腫脹發痛、抑制關節受到破壞，因此它的上市無疑是患者的一大福音，也受到相當廣泛的使用。在二〇一二年成為年度銷售額超過一千億日圓的重磅炸彈藥物（Blockbuster Drug，意指具備劃時代的藥效，非常暢銷的超大型新藥，在美國指的是年度銷售額超過十億美元的藥物）。另一方面，如果患者是即使抑制了TNF－α和IL－

6後，效果還是不甚明顯的類型，有時會改用生物製劑「Abatacept」（商品名為恩瑞舒），刺激T細胞上的檢查點分子CTLA-4（第三章第二節②之〈C〉）。

這些生物製劑的藥效雖然明顯超出傳統的藥物許多，但也不是毫無問題。首先，這些藥物的目的只是抑制類風濕性關節炎的症狀，並沒有根治的效果（因為目前還不知道類風濕性關節炎的發病原因，自然無法「從根本治療」）。

第二個問題是，治療效果因人而異，會產生落差。以安挺樂而言，大約有八成的患者能得到非常良好的效果，但在其餘兩成患者身上卻得不到明顯的成效。不過，能夠使用的抗體製劑最近也增加了，所以患者有機會多方嘗試，不再像以前一樣選擇有所侷限。也可以和傳統的類風濕性關節炎藥物一起使用。

第三個的問題是，免疫抑制作用。TNF-α和IL-6都是促進發炎的細胞激素，在正常的免疫反應中也扮演著重要角色，如果過於抑制其反應，患者連一般的免疫能力都會降低。舉例而言，從X光片看得到舊結核疤（過去曾感染結核菌）的患者，原本殘留於體內的結核菌有可能復活，所以必須同時併用抗結核藥和抗體製劑。另外，正常免疫力下降也會提高感染細菌或病毒進而罹患肺炎的機率，尤其當治療期間出現咳嗽和發燒的症狀，更須請醫師仔細檢查。

第四個問題是，也可能降低癌細胞的免疫反應。日本的類風濕性關節炎學會目前仍持續謹慎地調查，值得慶幸的是，截至目前為止的資料顯示，一般的癌症發病率幾乎沒有增加的傾向。但是，有惡性淋巴瘤之稱的淋巴組織癌，發病率卻有明顯上升的趨勢。話說回來，類風濕性關節炎的患者罹患惡性淋巴瘤的機率原本就較一般人高，所以發病率提高的問題或許無法歸咎於生物製劑。

第五個問題點是，生物製劑對藥物的過敏反應。包含抗體藥物在內，每一種生物製劑都是蛋白質，所以有些患者會出現過敏反應（嚴重者甚至會出現過敏性休克），所以必須經過專科醫生的評估，謹慎使用。

最後還有一個問題，就是昂貴的藥價。每一種生物藥劑都是運用最新的生物科技所研發製成，所以價格所費不貲，如果使用上述的安挺樂等抗體藥物，每個月的花費達日幣數萬圓。不過，最近也推出了很多種仿製藥（在先上市的專利藥其專利權到期後，再推出成分相同的藥品），也稱為生物相似性藥品。優點是價格較專利藥便宜，不過以類風濕性關節炎來說，目前剛推出的仿製藥僅有英利昔和「Etanercept」（兩者的商品名分別是英利昔BS和Etanercept BS）。聽說安挺樂再不久後也會推出仿製藥，但其他的仿製藥可能還要再等上很長一段時間。

②氣喘的最新治療方法

光是日本，氣喘的患者就有約一千萬人（根據日本厚勞省於平成二十六年、西元二〇一四年的調查結果）。大多數的患者只要使用現有的藥物就能大幅減輕症狀，使氣喘得到良好的控制。其中經常使用的藥物是吸入型類固醇，以噴霧的型態吸入。最近也開始使用類固醇製劑和長效型$\beta 2$致效劑（作用是將變得狹窄的氣管擴張開來）二合一的複方吸入劑，使治療的效果獲得進一步的提升。

不過，雖然上述的藥物已投入氣喘治療，但是日本每年還是有將近兩千人死於氣喘。大多數的患者都是六十五歲以上、嚴重難治型的氣喘患者，即使使用類固醇製劑治療，也沒有太大的效果。不過，最近開發的一些抗體藥劑都能夠阻斷被視為氣喘「元凶」的IgE和IL－5（介白素－5）這兩種特定蛋白質的功能。

首先說明作用於IgE的抗IgE抗體。所謂的IgE，意即一種我們的身體針對花

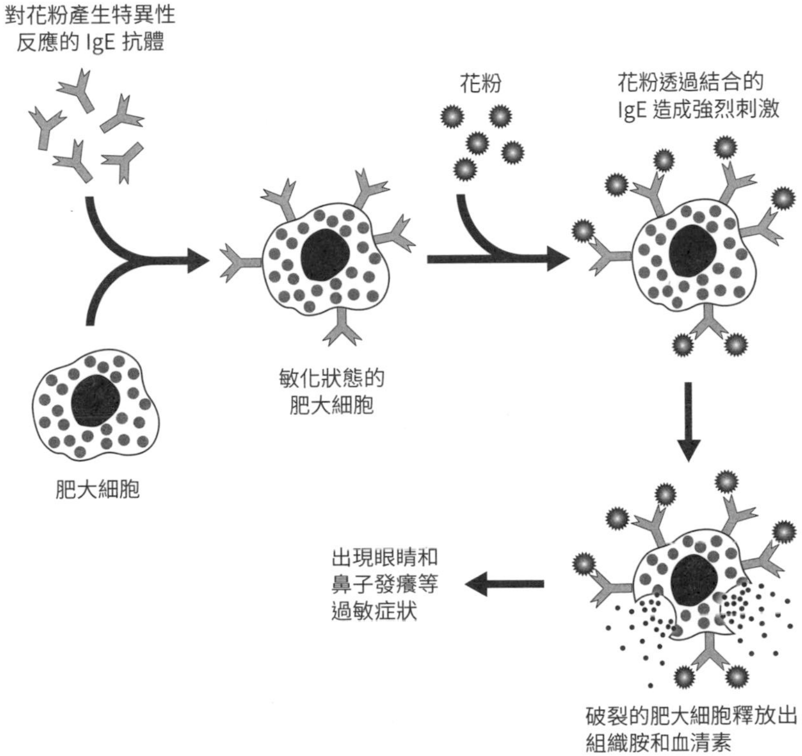

對過敏原（例如花粉）產生反應的IgE抗體一旦在體內形成，就會在肥大細胞的表面結合。這種現象稱為肥大細胞進入「敏化狀態」。過敏原和肥大細胞表面的IgE結合，會對肥大細胞造成強烈的刺激，並促使其釋放出組織胺和血清素到細胞之外。這些物質會刺激周圍的細胞，產生眼睛疼痛、發癢、打噴嚏等過敏症狀

圖 5－1　IgE抗體和肥大細胞的關係

粉、家塵、食物成分等製造的免疫球蛋白（抗體）。對上述物質過敏的人大多有一項共通點，亦即血液中對這些過敏成分（過敏原）做出特異性反應的ＩｇＥ抗體濃度增加。舉例來說，對花粉過敏的人，其體內對花粉的ＩｇＥ抗體，也就是所謂的「抗・花粉ＩｇＥ抗體」在血中呈現濃度增加的狀態。接著，這種抗體會與組織內白血球之一的肥大細胞結合（圖５－１）。這種現象稱為「敏化狀態」，就是處於隨時會對花粉過敏的準備狀態。

當大量的花粉在敏化狀態下從氣管入侵，有一部分的花粉分解後會被吸收至體內，與肥大細胞表面的ＩｇＥ抗體結合。結果，肥大細胞在此強烈刺激下破裂，細胞的內容物也隨之外洩。原本肥大細胞的內部就存在著許多顆粒，裡面填滿了會引起疼痛和發癢的組織胺和血清素等蛋白質。當肥大細胞破裂，這些顆粒的內容物就會釋出到細胞外，如果發生在鼻子或眼睛，這些部位就會發癢，動不動就流淚和打噴嚏。

氣喘患者體內的ＩｇＥ濃度也容易偏高，所以氣管黏膜的肥大細胞也處於「敏化狀態」（第四章第六節已經說明氣喘分為ＩｇＥ增加的異位性氣喘和其他原因造成的非異位性氣喘）。氣管如果在這種狀態下因感染而受到刺激，氣管黏膜的肥大細胞就會釋出細胞的內容物（顆粒），如此一來就會造成氣管的平滑肌收縮，氣喘的症狀也隨之惡化。

因此，目前的當務之急是開發能夠預防肥大細胞陷入敏化狀態的藥物。其中，最近已開發出能夠預防IgE與肥大細胞結合的藥物，而且也開始用於氣喘的治療。這是一種名為「Omalizumab」（商品名為喜瑞樂）的抗IgE抗體藥物。

看到這裡，或許讀者會有疑問：就字面上的解釋，所謂的抗IgE抗體，就是對抗IgE這項抗體的抗體，這到底是什麼意思呢？雖然有點複雜，但簡單來說，「Omalizumab」是一種以人工方式在試管內製造的抗體藥劑，能夠對應IgE抗體。換言之，也就是與IgE抗體產生特異性結合的抗體。「Omalizumab」能夠阻礙IgE抗體與肥大細胞結合，所以可以防止肥大細胞陷入「敏化狀態」。

截至目前國內外的臨床數據，以皮下注射投予「Omalizumab」藥劑的患者當中，約有半數氣喘發作次數減少，同時也減少併用類固醇吸入劑和β2致效劑的用量和次數。此效果對血中IgE濃度高的異位性氣喘患者尤其顯著。更值得高興的是，很少出現嚴重的副作用（偶爾出現過稱為過敏性休克的全身休克病例，但這種情況有可能發生於任何一種抗體藥劑。所以必須由對抗體藥劑有豐富經驗的醫生開立處方）。基於這點，「Omalizumab」可望成為輔助傳統藥物的輔助性藥物。

另外還有針對ＩＬ－５的抗體製劑。ＩＬ－５是白血球（其中又以活化後的Ｔ細胞之一的Ｔｈ２淋巴球，以及稱為ＩＬＣ２的先天性淋巴細胞為主）製造的細胞激素，作用是促使白血球之一的嗜酸性球增殖，並使其聚集到組織。舉例而言，如果ＩＬ－５在氣管黏膜產生，就會使嗜酸性球聚集在這裡。如同上述，嗜酸性球和肥大細胞相似，細胞內都有顆粒，如果受到過度的刺激就會破裂，釋出內容物，對組織造成傷害，引發氣管過敏性（氣管受到刺激時容易收縮的性質）。

事實上，有三到五成氣喘患者的氣管黏膜都發現了大量的嗜酸性球。原因是氣管黏膜發炎後，進入其中的Ｔｈ２淋巴球釋放出大量的ＩＬ－５，造成嗜酸性球聚集到氣管黏膜，開始增殖。氣喘發作時，這些嗜酸性球會釋放出使氣管收縮的物質。換言之，對一部分的氣喘患者而言，嗜酸性球無疑是致病的「元凶」。

換個角度來說，如果能藉由抑制ＩＬ－５的作用，達到避免嗜酸性球在氣管聚集的目的，或許有助於減輕氣喘的症狀。實際上已經有研究人員基於此原理開發出可抑制ＩＬ－５作用的抗體藥劑，也已投入氣喘的治療。此藥物的名稱是美泊利單抗（商品名稱為舒肺樂）。

美泊利與ＩＬ－５結合可抑制ＩＬ－５對嗜酸性球的作用。如此一來，嗜酸性球就不容易聚集在氣管，發炎也容易得到控制。根據最近來自美國的數據，只要每月一次、經由皮下注射投予此藥，就能降低併用類固醇製劑的用量，有些病例甚至停用了類固醇。

雖然類固醇是效果明顯的消炎藥，其強烈的副作用也是不可輕忽的問題。不過，如果和上述的抗體製劑併用，或許能夠在減輕副作用的情況下提升治療的成效。另外，如同前述，對一部分會對類固醇出現抵抗性，所以治療效果不佳的患者而言，這種抗體藥劑的問世無疑是一大福音。

此外，雖然目的一樣是抑制ＩＬ－５作用，但也有人從其結合對象，也就是ＩＬ－５受體（位於細胞表面的蛋白質，與ＩＬ－５結合的分子）下手，開發出與ＩＬ－５受體結合的抗體藥劑。名稱是貝納利珠單抗（商品名為肺昇朗）。貝納利珠單抗會與大量存在於氣管的嗜酸性球上的ＩＬ－５受體結合，其功能不只是抑制ＩＬ－５的作用，還能夠消滅嗜酸性球，所以改善氣喘的效果備受期待。事實上，美國的統計數據顯示，每月一次、經由皮下注射投予此藥，約有半數的患者在不併用類固醇的情況下，症狀也得到大幅改善。不過如同前述，氣管黏膜出現了大量嗜酸性球的患者，占了整體的三到五成，所以，可望美泊利和貝納利珠能對這類型的患者發揮更明顯的效果。

③異位性皮膚炎的最新治療法

異位性皮膚炎的棘手之處在於目前仍無特效藥可供治療。抑制發炎的藥物首選是類固醇，也稱為皮質荷爾蒙。只要把含有類固醇的軟膏或乳霜塗抹於皮膚，就能暫時緩解皮膚發炎的狀態，但有時候在以為已經痊癒的狀態下完全停藥的話，發炎的情況可能一再復發，症狀甚至變得比之前更加嚴重。

此外，類固醇製劑還有其他副作用，例如使用期間過長或塗抹過度，皮膚會發紅變薄，而且容易被細菌、真菌和病毒入侵，導致局部發炎。

另外有一種作用機制異於類固醇、名為他克莫斯（商品名為普特皮軟膏）的免疫抑制劑。無論是和類固醇併用或者單獨使用，都能發揮明顯的消炎效果。不過，一旦進入血液，可能會對身體中的其他細胞或腎臟起作用，因而引起強烈的副作用，所以皮膚受損的部位（出現糜爛和潰瘍的部位）無法使用（因為藥物會從該部位被全身吸收）。另外，雖然普特皮軟膏的效果非常顯著，但即使和類固醇同時使用，也很難使發炎的情況完全消失。

異位性皮膚炎患者的皮膚存在著大量Th2淋巴球和先天性淋巴細胞（ILC2）。目前已知兩者都會分泌促進發炎的細胞激素IL－4。因此，京都大學皮膚科椛島健治教授的研究團隊，嘗試向患者投予作為IL－4抑制劑的杜避炎（商品名為達必妥），結果發現有將近三十個病例的發炎症狀得到非常明顯的改善。

異位性皮膚炎的一大問題是發癢。因為太癢，患者很容易過度搔抓，造成皮膚受損。最後導致過敏原從受損的部位入侵，使皮膚炎惡化的情況愈發嚴重。如果使用含有抗組織胺成分的一般止癢劑，會出現有時候有效、有時候無效的結果。關於這點，東北大學山本雅之教授的團隊進行了相關的研究。透過研究發現，當皮膚持續發炎，受損的上皮細胞（皮膚最外側的細胞）會產生一種名為「Artemin」的神經營養因子。平常只分布在真皮層的神經元（Neuron）在「Artemin」的作用下，會不斷伸長，直到上皮層。伸長的神經元會誘發強烈的搔癢感，光靠含有組織胺的藥物，有時也難以見效。因此，目前正持續開發「Artemin」抑制劑。最近，也有其他全新機制的止癢藥陸續問世。目前已知受損的上皮細胞會分泌介白素－31（IL－31），直接對接收搔癢感的神經造成刺激，因而引起強烈搔癢感。因此，京都大學椛島健治教授的研究團隊嘗試向異位性皮膚炎的患者注射奈莫利珠（阻礙ＩＬ－31與神經細胞等細胞結合），這是一種可阻斷介白素－31受體的抗體製劑。結果接受抗體藥劑注射的患者，發癢的情況得到大幅的改善；據說連原本因為癢到睡不著覺，或是半夜因此醒來的患者，其無法入眠和半夜醒來的情況也獲得大幅改善。更可喜的是，這種藥幾乎沒有副作用。

問題是，這只是針對不到三百位患者進行的小規模臨床實驗，今後有必要增加更多的實驗案例。不過，現階段的數據已經充分顯示，這種藥物可以抑制強烈的搔癢感，甚至能改善搔癢造成的失眠，對異位性皮膚炎和乾癬等為強烈搔癢所苦的患者而言，可能是治療的一大福音。

④乾癬的最新治療法

乾癬是因慢性發炎所引起的典型疾病，特徵是皮膚長期發炎。因為發炎的細胞（被活化的白血球）會分泌各種物質，導致上皮細胞異常增加，微血管也隨之擴張。結果造成皮膚紅腫，大量皮屑從皮膚剝落。以日本而言，大約每一千人中有二至三人為乾癬所苦，而且患者人數似乎有隨著生活習慣的改變而持續增加的傾向。

患者的男女比例約為二比一，有男性較女性容易發病的傾向。雖然是有點年代的數據，但根據美國一九七四年的研究資料，基於同卵雙胞胎乾癬的發病一致率（兩邊的兄弟或姊妹都罹患乾癬的機率）明顯高出異卵雙胞胎，證實遺傳因素對於乾癬的發病占有一定的影響力。另外，壓力和不規則的飲食習慣也是致病的主要原因。

以往乾癬一直被視為原因不明的疾病，最近已經證實成因是被稱為Ｔｈ17淋巴球的白血球發炎，大量進駐皮膚所造成的負面結果。Ｔｈ17淋巴球會在乾癬的病灶處大量製造ＩＬ－17細胞激素。而ＩＬ－17會在角化細胞上進行作用，召集嗜中性球和Ｔｈ17淋巴球至發炎部位，促使其製造趨化因子（白血球引誘劑）。結果造成已經發炎的皮膚聚集了更多發炎細胞，發炎也因此惡化，久久不癒，陷入周而復始的惡性循環。

最近備受注目的乾癬治療藥物是以ＩＬ－17或ＩＬ－17受體為標靶的抗體製劑。前者是「Secukinumab」（商品名為可善挺）和「Ixekizumab」（商品名為達癬治）；後者是「Brodalumab」（商品名為立美西膚），在日本也已用於治療。

這些抗體製劑都能夠讓發炎皮膚上的Ｔｈ17淋巴球減少，在中度至重度的乾癬患者身上，都展現出優於既有藥物的治療效果。不過，ＩＬ－17具備使嗜中性球增殖的作用，如果投予抗體，會抑制ＩＬ－17的作用，嗜中性球的數量也跟著銳減，所以也有病例出現容易感染念珠球菌的副作用。另外，最近也將可抑制ＩＬ－23的機能、進而無法刺激Ｔｈ17淋巴球增殖／分化的抗體製劑用於乾癬的治療。藥物名稱是「Ustekinumab」（商品名為喜達諾）和「Guselkumab」（商品名為特諾雅），據說藥效皆相當顯著。

如同上述，針對引起難治型皮膚炎的棘手疾病和乾癬的有效藥物已經投入治療，其主要作用或許是抑制慢性發炎。

⑤肺纖維化的最新治療法

肺纖維化是一種肺部的氧氣通道——肺泡和其周圍被稱為間質的部分長年受損，在反覆修復與損傷的過程中，因間質中的纖維成分增加（纖維化），導致肺泡逐漸受到纖維擠壓而難以膨脹的疾病。原本在肺泡進行的氣體交換受到阻礙，使氧氣不容易吸收，所以即便患者只是從事步行、排便、入浴等輕度運動也會缺氧，感到呼吸困難（勞作性呼吸困難）。特徵之一是伴隨著沒有痰液的乾咳。

如同第四章第八節所述，肺纖維化以特發性肺纖維化（ＩＰＦ）最多。發病率在五十歲以後隨著年齡的增長逐漸提高，日本的患者超過一萬人。不過，有些時候不會出現自覺症狀，所以實際的患者或者潛在患者人數可能超出十倍。抽菸是提高ＩＰＦ發病率的重大危險因子，事實上，多數患者都有抽菸的習慣。

說到ＩＰＦ的治療，已有各種抑制纖維化的方式投入治療，遺憾的是，類固醇製劑和免疫抑制劑的效果都差強人意。最近日本開發的「Pirfenidone」（商品名為比樂舒活錠），似乎在某種程度上能發揮抑制纖維化的效果，但是在病情急性惡化時還是束手無策，無法發揮治療疾病的效果。目前，有另一種作用機制相異的尼達尼布抑制劑（商品名為抑肺纖），似乎可發揮一定程度的藥效，但以效果而言，還需要更多的數據佐證。

基於上述現狀，現在有許多藥廠持續研發治療ＩＰＦ的新藥。其中，透過日本的「AMED－CREST」研究，發現了一個值得探究的可能性。德島大學安友康二及西岡安彥兩位教授的團隊，發現了容易罹患ＩＰＦ的族譜。從其基因解析的結果看來，ＩＰＦ的發病可能是由特定的基因突變所引起。透過以小鼠為對象的實驗，確認此基因突變會使小鼠陷入類似肺纖維化的狀態，所以這或許就是ＩＰＦ的致病基因之一。如果真是如此，或許在不久的將來，就有機會應用基因治療的方法來對抗IPF了。

⑥肝硬化與治療方法

如同第四章第四節所述，若肝臟發生慢性發炎，有很高的機率會引起纖維化，最後惡化成肝硬化。遺憾的是，目前市面上並沒有能夠抑制纖維化的特效藥。因此，現階段還是預防勝於治療。

值得慶幸的是，有效預防B型肝炎的疫苗已經問世。雖然尚無針對C型肝炎的疫苗可以施打，但是市面上已經有好幾種可直接對病毒產生作用、有效消滅C肝病毒的口服藥物。其中以美國艾伯維生技公司出品的「Maviret」口服藥，對已經出現抗藥性的C肝病毒展現出明顯的效果。若能抑制肝炎，就能降低纖維化的機率，照理說應有助於抑制從病毒性肝炎發展而成的肝硬化。

目前比較麻煩的是針對非酒精性脂肪性肝炎（NASH）的治療。血脂和血糖值偏高的代謝症候群患者，屬於發病機率高的危險族群；目前只知道他們的肝細胞會隨著慢性發炎的進行不斷受到破壞，使得脂肪堆積在肝臟，纖維化的情形也逐漸惡化，但除此之外的資訊幾乎一無所知。

根據統計，日本的患者有一兩百萬人。因為病因不明，治療的藥物仍付之闕如。或許在不久的將來，可望釐清肝細胞受到破壞的機制。如果能夠掌握這一點，或許就有機會開發出新的治療方法。目前能做的，只有矯正生活習慣，避免代謝症候群上身。體重過重、血脂和血糖過高的朋友，請務必及時調整目前的生活習慣，避免讓肝臟增加不必要的負擔。一旦罹患NASH，目前沒有藥物可以治療。

⑦克隆氏症與治療法

如同第四章第十三節所述，此疾病主要在小腸和大腸的黏膜產生慢性發炎和潰瘍，因此造成發燒、全身倦怠感、腹痛、下痢、血便、體重減輕等症狀。目前日本的患者約有四萬人。好發於十幾歲至二十幾歲的年輕人，男多於女，發病比例約為二：一。

克隆氏症的治療以藥物為主，以往和潰瘍性大腸炎一樣，都使用5－ASA（5－氨基水楊酸）製劑和類固醇（皮質荷爾蒙）製劑等藥物消炎。另外也使用硫唑嘌呤（商品名為移護寧、「Azanin」）和他克莫斯（商品名為普樂可復）等藥物。

如果使用了這些藥物，症狀還是不見改善，最近則會採用抗體藥劑治療。例如抗ＴＮＦ－α的英利昔單抗（商品名為類克）和阿達木單抗（商品名為復邁），兩者在日本都是健保給付藥物。有七到八成的病例獲得良好的治療效果，所以，與其把這些藥物當作「最後一線的藥物」使用，從病程早期便開始使用的病例也愈來愈多了。

如果使用上述的抗體，改善的效果還是不甚明顯，最近也核准使用能抑制ＩＬ－12和ＩＬ－23這兩種細胞激素作用的抗體製劑「Ustekinumab」（商品名為喜達諾）。ＩＬ－12和ＩＬ－23的作用分別是強化Ｔｈ１淋巴球和Ｔｈ17淋巴球，所以能阻斷克隆氏症患者黏膜上引起發炎的淋巴球之功能。

⑧潰瘍性大腸炎與治療法

如同第四章第十四節所述，此疾病最大的導因是大腸黏膜嚴重發炎，引起腹痛、下痢、血便等症狀。目前日本的患者超過十五萬人。患者不分男女老幼，但發病的顛峰期是二十幾歲。

潰瘍性大腸炎和克隆氏症一樣，長期以來都以５－ＡＳＡ、類固醇、免疫抑制劑等藥物進行治療，但最近使用抗體製劑治療的病例也增加了。普遍使用的是抗TNF－α的英利昔單抗（商品名為類克）和阿達木單抗（商品名為復邁）。和傳統的藥劑相比，這兩種抗體藥劑都有更高的機率維持寬解誘導。但是，治療效果佳也意味著抑制免疫的作用力也強，所以會產生容易被感染的副作用。另外，活動性感染（例如病毒性肝炎和結核等）的患者不適用抗體製劑。此外，投予的抗體都是蛋白質，所以偶爾會有患者出現強烈的過敏反應，甚至休克。

⑨治療癌症的免疫檢查點療法與免疫療法

癌症雖然不是發炎性疾病，但它也是因為慢性發炎的存在，導致發病風險明顯增加的疾病之一。最近已開發出幾種利用免疫反應的新療法，以下將為各位一一介紹。

治療癌症的關鍵在於能否及早發現，這個原則適用於任何一種癌症。不論是哪一種治療法，致勝的關鍵都是愈早發現愈好。如果沒有發生轉移，就能夠透過外科手術切除，此時是否完全將原發病灶切除非常重要。

如果癌細胞已經轉移或有轉移的可能性，就會先採取化學療法（也就是投予抗癌藥物），再切除能夠切除的腫瘤；或者依照癌症的種類，有時候也會以免疫檢查點抑制劑療法和以腫瘤抗原進行治療的免疫療法。另外，最近也開始嘗試另一種全新的CAR－T療法（嵌合抗原受體T細胞療法）。

首先介紹免疫檢查點抑制劑療法（以下略稱為免疫檢查點療法）。如同在第三章第二節所述，現在已開始投入治療的CAR－T療法、PD－1等針對免疫檢查點分子的抗體製劑，都屬於免疫檢查點抑制劑療法。此療法的目的是藉由抑制免疫檢查點分子的機能，達到為免疫細胞解除煞車的目的（此療法獲得空前的優異成果，詹姆士·艾利森與本庶佑也在二〇一八年榮獲諾貝爾生理醫學獎）。

經常使用的藥物包括「Ipilimumab」（抗CTLA－4抗體，商品名為益伏）、納武利尤單抗（抗PD－1抗體，商品名保疾伏）、帕博利珠單抗（抗PD－1抗體，商品名為吉舒達）等。這些醫學品的名稱大多很複雜，所有的抗體製劑，都是用「mab」結尾，這是單株抗體（Monoclonal antibody）的簡稱，也是WHO（世界衛生組織）制定的國際通用名稱。

除了國際通用名稱，開發新藥的藥廠也會替自家製造的抗體製劑加上商品名。例如，納武利尤（抗體名），還有另一個商品名稱為保疾伏。以日本醫院的現況來說，醫師和患者溝通時，使用的幾乎都是商品名，所以聽到商品名的機會比較高。事實上，報章雜誌和電視新聞等媒體在報導有關抗體製劑的話題時，使用的也是商品名。

如果這些免疫檢查點抑制劑對患者有效，可以帶來非常顯著的治療效果。有很多腫瘤明顯縮小的病例報告，其中甚至也有癌細胞完全消失的病例。不過，以整體投放病例而言，獲得良好效果占整體的二至三成，而剩下的七到八成，不是僅獲得些微的效果，就是毫無成效。

遺憾的是，至今尚無可以事先進行判斷的檢查方法或診斷指標，所以目前還無法得知要滿足哪些條件，免疫檢查點療法才能生效，或者是在哪些條件下會沒有療效。不過，能夠預測的因素有好幾項。例如前述有稍微提到的，當癌細胞的基因突變，造成ＭＨＣ分子消失，Ｔ細胞就無法產生免疫反應（Ｔ細胞會辨識存在於癌細胞上ＭＨＣ分子的抗原，所以如果沒有ＭＨＣ，就不會產生抗原呈現）。遇到這種情況時，免疫檢查點療法就無法發揮效果。

此外，癌細胞與聚集其周邊的白血球會製造免疫抑制分子，有時會無法順利產生免疫反應（參照第四章第一節）。免疫檢查點療法在這種情況下也沒有太大的效果。

另外，最近有幾項報告指出，存在於腸道的常在菌叢，對免疫檢查點療法是否能夠生效至關重要（參照第三章末的※註2），但這點是否適用於所有種類的癌症，目前尚未得到確認。

最後還有一個問題。免疫檢查點療法的一大致命傷是，抗體製劑的藥劑非常昂貴。有些種類的費用高達每個月數百萬日圓。因此，若能在使用前評估有多少成效自然是再好不過，但如同前述，目前尚未建立明確的判斷方法。

接著介紹和免疫檢查點抑制劑同樣被看好的腫瘤免疫治療。簡單來說，就是利用癌症疫苗治療。

一般而言，不存在正常細胞、只存在著癌細胞的抗原稱為癌抗原或新生（Neo）抗原。所謂的新生抗原，意即在正常細胞轉化為癌細胞時所重新製造的抗原。一般認為，癌細胞上恐怕有不只一種的新生抗原，其中，宿主免疫系統能辨識的種類不多。

相對地，如果輕易被免疫系統辨識的新生抗原大量存在於癌細胞表面，免疫系統就有能力辨識，並把癌細胞視為敵人；問題是，癌細胞上大多數的新生抗原呈現不多，有部分可以躲過免疫系統的偵測，而且一旦癌細胞形成，免疫系統便不容易對癌細胞做出反應。

一般而言，我們的免疫系統為了避免癌細胞不斷增生，只要遇到癌細胞就會將之消滅。這時，如果癌細胞的表面存在著明顯的新生抗原，當然容易成為免疫細胞攻擊的對象，最終就會被免疫系統排除。

但是，表面新生抗原不明顯的癌細胞，就很容易躲過免疫細胞的攻擊，使免疫系統難以對已經產生的癌細胞做出有效的反應，並將之排除。事實上，能夠順利成形的癌細胞，表示能巧妙躲過免疫系統的偵測，這也意味著新生抗原表現不明顯的癌細胞可能是被挑選出來的。這點也是免疫系統不容易對癌細胞產生反應的理由之一。此外，如同前述，有些情況則是癌細胞會積極地對免疫系統踩煞車。

除此之外，癌細胞有可能在突變後失去了ＭＨＣ分子。如此一來，就算新生抗原的表現再明顯，也無法呈現在ＭＨＣ分子上，導致Ｔ細胞無法將癌細胞辨識成異物。遇到這種情況，癌症免疫療法便無法成立。因此，這裡所討論的癌症免疫療法必須符合兩項前提：第一是癌細胞和正常細胞一樣，都有ＭＨＣ分子；第二是具備新生抗原。

最近很盛行的是調查癌細胞的基因序列，並找出變異的部分，再以此訊息為基礎，從突變的基因推測出可製造的多數新生抗原（＝當作癌細胞的記號）之胺基酸序列（新生抗原胜肽），再透過電腦，用演算法找出其中能與MHC分子強烈結合的種類。接著在試管內鑒定出能夠強烈刺激T細胞的是哪一種。總而言之，只要鑒定出表現明顯、容易被T細胞當作攻擊對象的新生抗原，就能夠以此為基礎，依照患者的癌症種類製造疫苗。最後抽出患者體內的樹突狀細胞，讓它與腫瘤抗原一起培養，或者當作抗原肽投予患者（圖5－2）。

另一方面，目前使用的疫苗幾乎都是針對偶然發現的單一新生抗原，換言之，即使向所有患者投予同樣的疫苗，是否有效仍取決於患者的MHC類型，所以有時有效、有時無效（因為新生抗原如果沒有順利與MHC結合，就不會產生有效的抗原呈現，不會對癌細胞產生免疫反應）。另外，如果使用的新生抗原表現較不明顯，自然無法對疫苗的效果產生太大的期待。

因此，為了提升疫苗的效果，最新的嘗試是從基因序列預測在患者的癌細胞表現明顯的新生抗原，再以MHC分子與抗原肽結合的親和性和刺激T細胞的能力為指標，製造抗原特異性的疫苗，藉以提高對抗癌細胞的免疫力（圖5－2）。依照癌症的種類，有時候

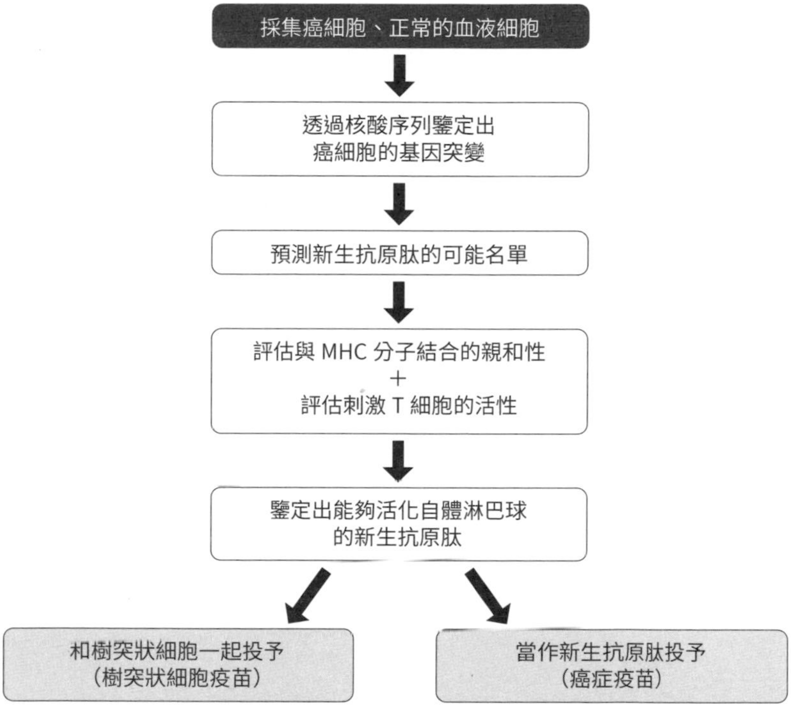

透過比較癌細胞與正常細胞的核酸序列，以鑒定出癌細胞基因突變的部分，接著以此訊息為基礎，透過電腦，以演算法找出其中幾種可能與MHC分子結合，又容易刺激T細胞的新生抗原肽。再從這幾種候選新生抗原肽中找出實際上能使患者的T細胞明顯增殖的肽，再和患者的樹突狀細胞混合，當作疫苗利用。不過，每個患者的癌細胞大多帶有不同的基因突變，所以必須針對每個患者量身訂做專屬的疫苗。

圖 5－2 鑒定發現於癌細胞的新生抗原和疫苗的製作

需要混合數種新生抗原。不過，即使罹患相同的癌症，每個患者的癌細胞大多帶有不同的基因突變（＝因為患者之間共通的突變很少），所以需要為每位患者量身訂做專屬的疫苗。

這種型態的醫療稱為個人化醫療（Personalized Medicine），也就是以最適合該患者的方式進行「客製化」治療，相應的代價是，患者可能要付出相當高昂的治療費用。不過，透過以小鼠為對象的實驗，實際上已經製造出抗癌效果非常顯著的疫苗。另外，除了癌症疫苗，美國針對惡性黑色素瘤的患者，併用免疫檢查點療法，結果觀察到治療效果遠超出既有的治療方法（只是治療的費用也相當高昂……）因此，我強烈地盼望上述的治療方法能儘早普及化，而且費用也要合理化，讓患者不再對昂貴的治療費用望之卻步。

最後是CAR－T療法。所謂的CAR是嵌合抗原受體T細胞療法（chimeric antigen receptor）的縮寫，意思是人工製作的抗原受體。因為是透過基因工程的改造，結合數種受體的組成成分所製成的抗原受體，所以稱之為喀邁拉（Chimera，嵌合體）。CAR是捕捉癌細胞的感測器，是一種與癌細胞結合後，向T細胞傳送攻擊命令的細胞表面受體。其原理是把CAR導入患者的T細胞，製造可以消滅癌細胞的殺手細胞，經過大量培養後，再把這些ＣＡＲ－Ｔ細胞注射回患者體內，讓免疫細胞攻擊癌細胞。大致的流程如圖５－３所示。

首先，①鑑定出患者癌細胞上的新生抗原；②以基因工程製作針對此新生抗原的ＣＡＲ；③從患者的血液中抽出Ｔ細胞；④把ＣＡＲ基因導入Ｔ細胞；⑤讓Ｔ細胞分化成能夠把ＣＡＲ呈現於細胞表面的殺手細胞，經過大量培養後，再注射回患者的體內；⑥讓ＣＡＲ基因呈現Ｔ細胞（＝殺手細胞）回到體內後與癌細胞對抗，將之消滅。

事實上，美國已經開始以這個方法治療白血病以及惡性淋巴瘤。例如諾華研發針對來自Ｂ細胞的腫瘤之淋巴性白血病和Ｂ細胞淋巴瘤的ＣＡＲ－Ｔ療法。具體而言，他們把放在位於Ｂ細胞表面的ＣＤ19當作標靶，以基因工程製造能夠與ＣＤ19特異性結合的ＣＡＲ。接著把ＣＡＲ基因導入患者的Ｔ細胞，以人工方式製造能表現ＣＡＲ的Ｔ細胞，也就是ＣＡＲ－Ｔ細胞。經過大量培養，再把增殖的ＣＡＲ－Ｔ細胞注射回患者體內。根據截至目前的報告，僅投予一次ＣＡＲ細胞的患者中，約有八成的腫瘤細胞消失了。據說也有部分復發的病例，但是相較於以往的化學療法，整體而言似乎得到非常良好的治療成效。

不過，ＣＡＲ－Ｔ細胞也會消滅呈現ＣＤ19的正常Ｂ細胞，所以患者很難製造抗體，

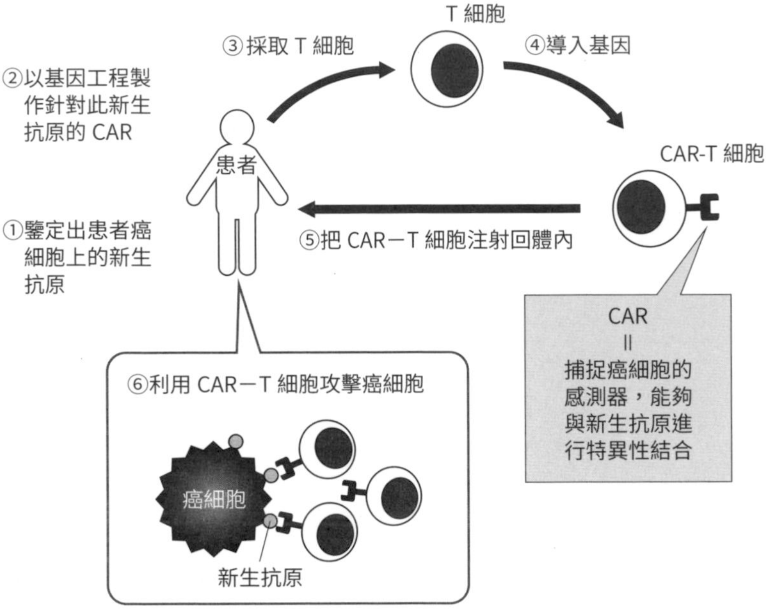
T 細胞
③採取 T 細胞
④導入基因
②以基因工程製作針對此新生抗原的 CAR
患者
CAR-T 細胞
①鑒定出患者癌細胞上的新生抗原
⑤把 CAR－T 細胞注射回體內
CAR
＝
捕捉癌細胞的感測器，能夠與新生抗原進行特異性結合
⑥利用 CAR－T 細胞攻擊癌細胞
癌細胞
新生抗原

一旦鑒定出患者的癌細胞上的新生抗原，下一步就是以基因工程製作針對此新生抗原的CAR（嵌合抗原受體），並將之導入從患者採集的T細胞，使CAR呈現於T細胞上，製造CAR－T細胞。在試管內確認癌細胞可被CAR－T細胞消滅後，就會在試管內繼續增殖，再將之注射回患者的體內。如此一來，CAR－T細胞就會開始攻擊癌細胞，將之消滅。

圖 5－3 治療癌症的CAR－T療法

容易被感染。不過只要注射免疫球蛋白（＝抗體），就能將這項副作用減輕至一定程度。

最大的問題是昂貴的治療費用。雖然諾華研發以CD19為標靶的CAR－T療法已經獲得美國FDA（食品藥物管理局）核准，但是一次治療的費用便高達數千萬日圓甚至更多。

至於治療費用為何會如此驚人，原因在於其包含了之前研發ＣＡＲ的開發費用，而且必須利用基因工程的技術，為每位患者量身訂做專屬的的ＣＡＲ－Ｔ細胞，再將之放進試管內培養，使其增殖到需要的數量。無論如何，對大多數人而言，這樣的價格與天價無異。因此，諾華制定了按效果付費的收費方式，也就是只有當患者獲得效果時才需付費（只適用於美國，日本尚未獲得許可），即使如此，這還是一般人難以負擔的金額吧。

雖然隨著醫學的發達，所謂的「不治之症」也逐漸轉變為「有方法治療的病」，但就現狀而言，「錢斷情也斷」這句話，恐怕要改成「錢斷命也斷」。

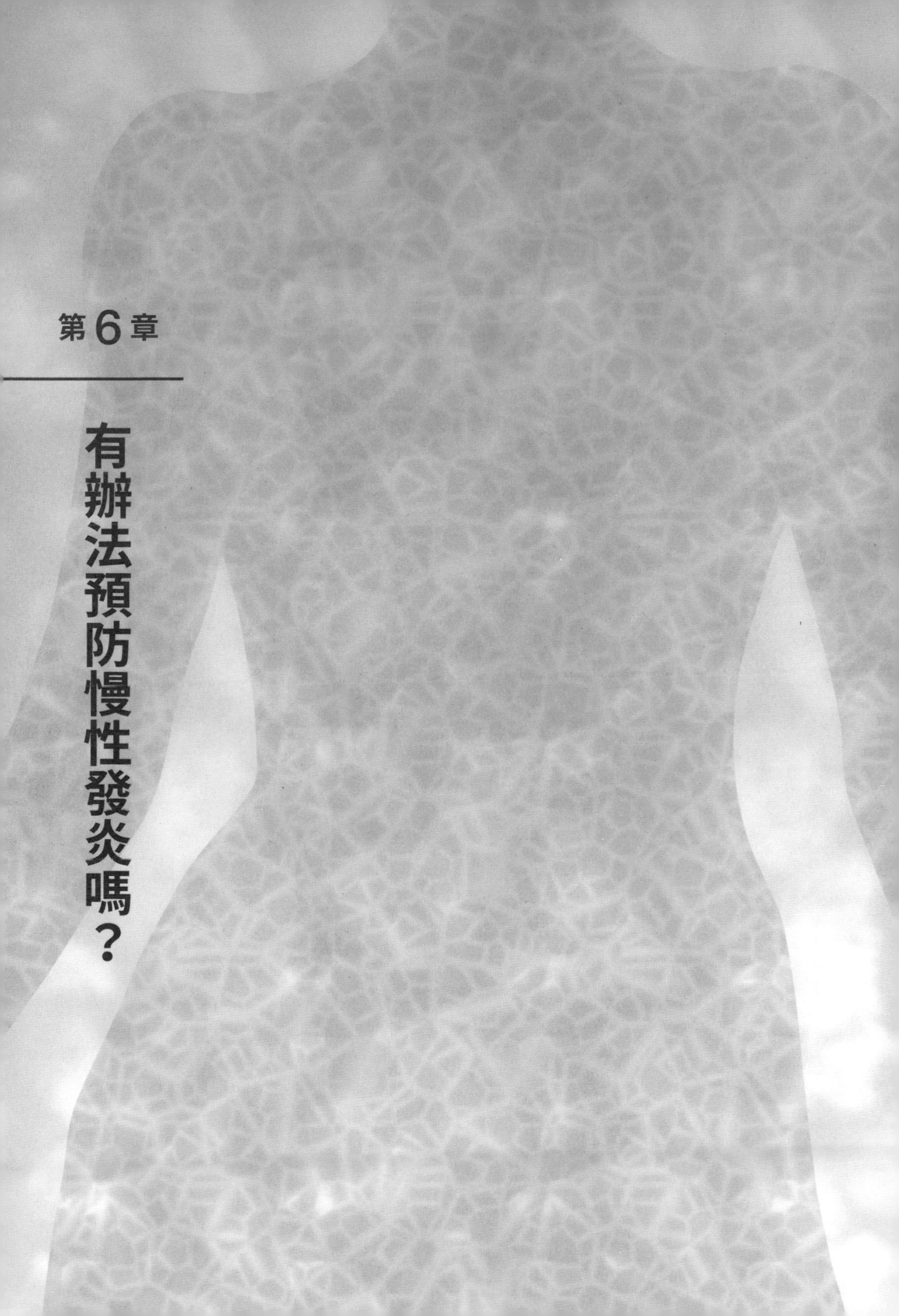

第6章

有辦法預防慢性發炎嗎？

6-1 首要任務是建立健康的生活習慣——過猶不及

「過猶不及」這句箴言出自孔子的《論語》。孔子被人問到兩位弟子哪一位比較優秀時，如此回答：「一個人做得過頭，另一個做得不夠。」

這句話可以完全套用在我們的健康習慣。不論什麼事，最重要的事情莫過於懂得適可而止，也就是保持中庸之道。我想任何人捫心自問，應該都曾經做出不符合養生之道的行為。例如「攝取過多的糖分和熱量」、「吃得太油」、「攝取過多鹽分」、「喝酒沒有節制」、「超時工作」等。逞一時僥倖必定要付出代價，對身體而言實在得不償失。雖然眼睛看不到，但體內已經開始發炎了。凡事若失去中庸之道，除了血管壁，肝臟、胰臟、腸道也可能遭殃，甚至連腦部、脊髓等神經系統都難以倖免。有惡性物質囤積的部位會開始慢慢發炎，最後造成身體出現各種不適。

為什麼失去「中庸之道」就會引起發炎呢？理由在第三章第一節已敘述，以下是簡單整理的內容。我們的身體有多種接收危險信號的感測器（＝先天性免疫系統感測器），除了從外界入侵的病原體，也感應得到因為不良的生活習慣等「來自內部的壓力」不斷累積。

這些感測器不僅存在於有發炎細胞之稱的白血球，連所有的細胞都具備這種能力。不論在身體的哪一處，只要接收的機制啟動，細胞就會分泌促發炎細胞激素等各種體內警報物質，發炎體也被活化，從而開始發炎。

如果細胞和組織因發炎而受損，ＤＡＭＰ（damage-associated molecular pattern：損害相關分子模式）就會被釋放到細胞外，使先天性免疫系統在更多的刺激下，促使發炎體再度活化。就像推骨牌造成的連鎖反應一樣，負面反應依序發生，逐漸擴及到全身。

話說回來，即使自己心知肚明，不良的生活習慣也很難說改就改。但是，在沒有消除這個因素之前，發炎慢性化是勢所必然，不僅如此，還會產生各種源自於慢性發炎的疾病。

如第四章所述，這些疾病大多屬於所謂的生活習慣病。例如動脈硬化、狹心症、心肌梗塞、糖尿病等。不僅如此，不良的生活習慣對大多數的癌症而言，也是誘發癌細胞生成的原因，所以將之稱為生活習慣病也算合理。除了誘發癌症，慢性發炎也會加速癌症惡化和轉移等。

按照此脈絡思考的話，目前日本人三大死因——「癌症、心臟疾病、腦血管疾病」都和不當的生活習慣息息相關，而且這些疾病的根源都來自慢性發炎。

因此，為了預防發炎慢性化，關鍵在於養成健康的習慣。慢性發炎是生活習慣病的起點，正確的生活習慣可以讓你不受其侵擾，是非常重要的事情。有關這點，日本江戶時期的本草學者（草藥研究者）兼儒學家貝原益軒（一六三〇年～一七一四年）所著的《養生訓》，雖然至今已超過三百年，仍具備相當的參考價值。本書寫的並不是單純為了維持身體健康必須實踐的養生之道，而是點出找到適合自己的生活型態之重要性。舉例而言，以下節錄一段《養生訓》卷一的內容。

養生之術的第一步在於心氣的培養。保持心和氣平，控制自己的怒氣和欲望，減少憂慮與思慮，不勞心而不損氣，乃培養心氣之道。不可經常躺著，久臥氣滯。飲食尚未消化就躺臥，食物之氣便會滯留阻塞，有損元氣，應戒之。喝酒只求微醺，最多只能有五分醉意。吃到半飽就好。飲食和喝酒都須節制，不可過量。從年輕時要慎戒色事，愛惜精氣。耗損精氣會造成腎氣不足，元氣減少必短命。只要對飲食和色慾有所節制，每日服用補藥，朝夕食補，必有益處。防禦風寒暑溼四個外邪，慎起居動靜，飯後步行，活動身體，並不時搓揉腰腹，活動手腳。勞動身體，活絡血氣，有助消化。勿久坐一處。以上為養生要方。養生之道在於謹慎，生病後，服藥、針灸皆屬養生之末。預防實為上策。

若翻譯成今日的白話文就是「為了守護健康，最重要的是保持平常心，讓心穩定。睡太久會造成思緒不清晰，血液循環變差。飯後馬上入睡，不利消化，讓人失去元氣。飲食和喝酒都要有所節制，不可縱慾。不論是哪一項，只要超出限度，即使補充再多的營養食品也是枉然。在冷熱適宜的環境中，過著有節制的生活，飯後最好稍微活動身體。在身體還健康時就有預防疾病的觀念最重要，若等到生病才仰賴藥物或針灸都不可取。預防勝於治療。」不曉得各位看了覺得如何？我想，他的核心思想就是平常養成良好的健康習慣勝過一切，而且要恰到好處，無過猶不及。即使距益軒的時代已過了三百年，這些教誨照樣能適用在現代社會，從預防慢性發炎的角度而言，當中也包含許多相當於預防醫學的實用觀念。

關於飲食，貝原益軒也留下了這樣的建議：

人生每日缺飲食不可。只要克制欲望，就能輕鬆度日，不生病。古人有云：禍從口出，病從口入。從口進出之物須謹慎小心。

若翻譯成今日的白話文就是：「人每天都需要飲食，若不懂得節制就會生病。古人說禍從口出，病從口入，從口中吃下的東西可能會生病，需要特別謹慎。」這段話說得一點也沒錯。「適可而止」確實是飲食的最高指導原則。事實上，益軒在平均壽命不超過五十歲的年代活到八十幾歲（以現在的標準而言，應該可以輕鬆加入人瑞的行列吧），而且據說他在去世之前，仍然精神飽滿。由此可見，他留給後人的教誨確實有一定的道理。

6-2 自己的家族有哪些疾病？

不過，每個人的身體狀況落差很大，提到健康的問題，難以一概而論。舉例而言，有人一天要抽好幾包菸，但活到九十幾歲還是身體健康；另外，有些人從外表看來體重明顯過重，卻與糖尿病無緣，心臟和腦部也很健康。至於理由為何，其中之一是我們每個人的身體狀況差異極大。說得明確一點，分解和吸收糖分、脂肪的效率因人而異。此外，一樣攝取了有害物質，但每個人的解毒、代謝能力也大不相同。同樣地，細胞、組織容易受損的程度、容易發炎與持續的程度等也是因人而異。所以談到健康的問題，必須將每個人的差異納入考量。

之所以會產生個體差異，原因分為環境要因和遺傳要因。所謂的環境要因，包括自己周遭的環境、衛生習慣、飲食生活、嗜好（菸酒）、睡眠狀態、工作壓力等。雖然每個人的情況大不相同，但是在某種程度上可以自我控制。尤其是生活習慣，如貝原益軒所言，只要透過個人的努力就能大為改善，所以這部分也是值得我們全力以赴的重點。

另一方面，所謂的遺傳要因就是受基因影響的因素，簡單來說就是家族遺傳。因此無法靠自己改變，但起碼能做的是事先掌握自己的家庭或家族是否有哪些遺傳病史。

舉例而言，生活習慣病本身不具遺傳性，但是容易罹患生活習慣病的程度（也可以說是不容易發病的程度）明顯和遺傳有關。而且一個家族當中，成員之間的生活習慣也大多相似，所以顯而易見的現象是特定的生活習慣病容易出現在特定的家族。像是容易或不容易過敏的程度、特定傳染病的發病機率高低等，都明顯受到遺傳的影響。

以免疫系統而言，T細胞扮演關鍵角色。而T細胞是透過相當於個人記號的MHC（人的MHC又稱為HLA）接受抗原呈現，區分敵我，所以免疫細胞是否能準確地對特定抗原做出反應，取決於MHC的反應（參照第三章第一節）。由此可見，過敏和感染反應都會受到遺傳的制御。

癌症的情況稍微複雜一些。雖然比例不到整體的一成，不過癌症還是有可能源自於家族遺傳的基因突變（圖6－1）。

腫瘤抑制基因的突變即為其中一例。所謂的抑癌基因，就是遏止癌症形成的基因，較知名的包括p53、RB和BRCA1等。一般情況下，我們體內的同一對染色體，一條來自父親的遺傳，一條來自母親的遺傳，以腫瘤抑制基因而言，即使其中一條染色體受損，還是能發揮抑制的作用。但是，若是因年齡增長和受到環境影響等其他因素造成另一條基因也發生異常，就無法發揮抑制癌細胞生成的作用，提高癌症發生的機率。在這種情況下形成的癌症就是遺傳性腫瘤。

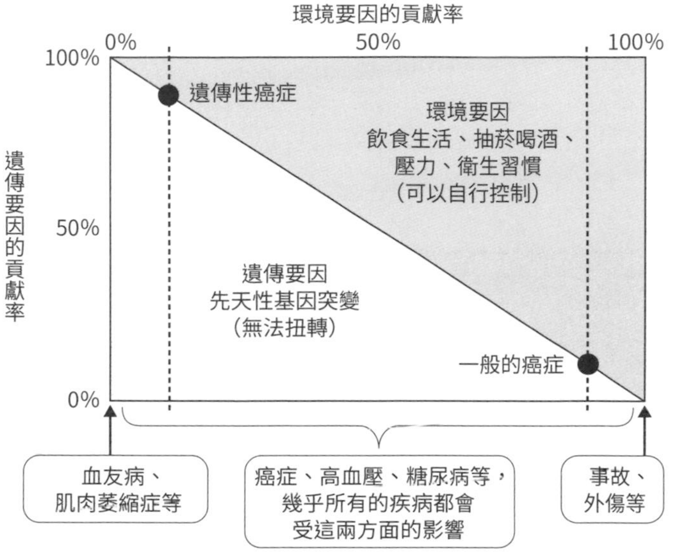

遺傳要因源自於先天性基因突變，光靠個人的努力無法改善。遺傳要因占了很大比重的代表性疾病包括血友病、肌肉萎縮症等。環境要因在某種程度上可以靠人為的努力得到控制，包括飲食生活、抽菸喝酒、壓力。除了被稱為遺傳性腫瘤的癌症，其他的癌症都受到環境要因很大的影響

圖６－１　遺傳要因、環境要因對癌症形成的重要性

知名的好萊塢女星安潔莉娜．裘莉就是最具代表性的例子之一。她的醫生告訴她，她的腫瘤抑制基因之一的BRCA1基因先天出現缺陷。光憑這一點，她就有很高的機率會罹患卵巢癌和乳癌。事實上，她母親的家族中已有親人罹患乳癌和卵巢癌，而她的母親更同時罹患乳癌和卵巢癌而過世。所以她為了防範未然，毅然決然地切除了卵巢、輸卵管和乳房。

另外還有RB基因突變所

造成的視網膜母細胞瘤（發生於孩童視網膜上的癌症）、因p53基因突變造成的李．佛美尼症候群（約有九成的患者會在六十歲之前罹患癌症）等也屬於因基因突變造成的遺傳性腫瘤。相信透過這些例子，各位不難理解掌握自己的家族是否有遺傳性疾病的重要性了。

不過，幾乎所有的癌症都不具強烈的家族遺傳性。根據最近的研究得知，環境要因占癌症發生的比重明顯超出遺傳要因。不過如前面所述，包含飲食生活等各種生活習慣在家族成員間具有共通性，所以即使是不具遺傳性的一般癌症，仍看得到一定的家族性。因此，掌握家族中是否有人罹癌以及癌症的種類非常重要。

6-3 營養輔助食品和保健食品真的有效果嗎？

近年來，有愈來愈多人為了維持健康和預防代謝症候群，養成了服用營養輔助食品和保健食品的習慣。根據日本厚生勞動省發行的資料，大約有三成日本人每天都會服用營養輔助食品和保健食品；若包含曾經服用的人數在內，則有將近八成。事實上，營養輔助食品和保健食品的市場規模相當龐大，號稱有兩兆日圓，而且每年仍持續成長。或許有人對兩兆日圓有多少不是很有概念，日本政府每年為科學研究編列的預算大約是兩千三百億日圓，所以兩兆日圓相當於我們科學研究者從政府得到的十倍經費。有人說一款新藥從開發到上市需要投入龐大的資金，即使如此，平均每一款藥物所耗費的金額大約是三百至五百億日圓。換句話說，如果能夠善加運用現今保健食品市場的消費金額，光是日本，每年就能向全世界推出幾十款新藥。

話說回來，如果這些保健食品真的能有效改變健康狀態，那麼就不算白花錢了。雖然保健食品與本書的主題沒有直接關連，但我還是針對日本的健康食品制度與其現況做了一些調查。首先，我馬上發現通過日本國家健康食品認證的產品分為「保健機能食品」、「特定保健用食品」、「機能性保健食品」好幾類。即使是醫生，如果不查閱文獻或上網找資料，也不是很清楚它們的差異，更何況一般民眾了，應該更容易混淆。因此，本書將這幾類食品的定義調查清楚之後，以目前的資訊為依據，整理成下頁的圖表（圖6－2）。

首先，目前在日本市面上販售和健康有關的產品可大略分為「醫藥品類」和「食品

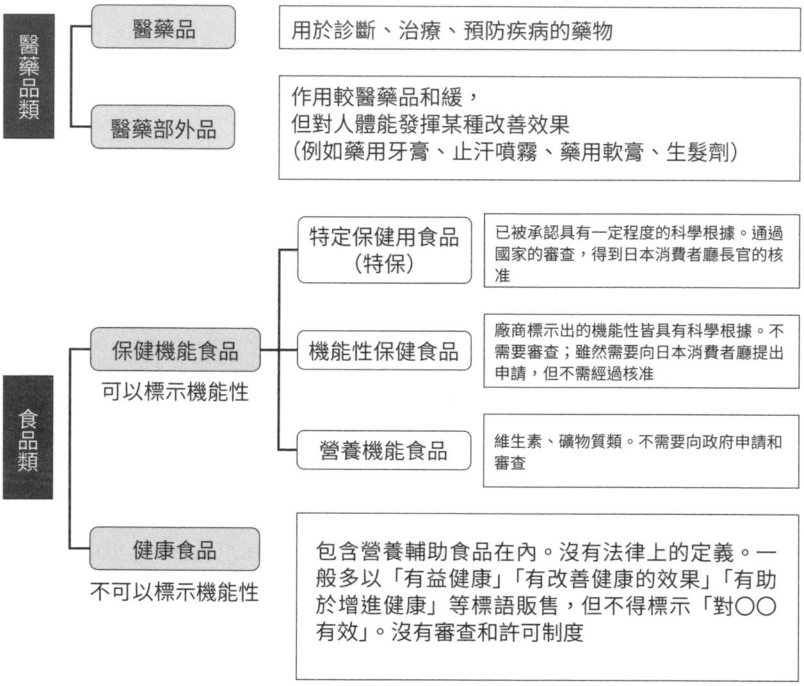
醫藥品類
醫藥品
用於診斷、治療、預防疾病的藥物
醫藥部外品
作用較醫藥品和緩，
但對人體能發揮某種改善效果
（例如藥用牙膏、止汗噴霧、藥用軟膏、生髮劑）
食品類
保健機能食品
可以標示機能性
特定保健用食品
（特保）
已被承認具有一定程度的科學根據。通過國家的審查，得到日本消費者廳長官的核准
機能性保健食品
廠商標示出的機能性皆具有科學根據。不需要審查；雖然需要向日本消費者廳提出申請，但不需經過核准
營養機能食品
維生素、礦物質類。不需要向政府申請和審查
健康食品
不可以標示機能性
包含營養輔助食品在內。沒有法律上的定義。一般多以「有益健康」「有改善健康的效果」「有助於增進健康」等標語販售，但不得標示「對〇〇有效」。沒有審查和許可制度

一般被稱為健康食品的產品，都會和醫藥品類區分開來，被歸類為食品類。再細分為可標示機能性（效用）的保健機能食品和不可標示機能性的健康食品。前者是基於科學根據，向政府提出申請並通過審查，以及含有指定成分的食品，但所謂的科學根據，其公信力大多都有待商榷。另一方面，後者的健康食品則無法標示具體的機能性（效用），但可以自由標示「有益健康」「有改善健康的效果」等不涉及療效的廣告用語。完全不需要經過公家機關的審查，也沒有許可制度

圖 6－2 日本醫藥品類與健康食品類的差異

類」。「醫藥品類」又分為「醫藥品」和「醫藥部外品」。

所謂的「醫藥品」，是用於治療及預防疾病的藥品，其效果已得到日本厚生勞動省認可。有些是醫師處方藥，也有在藥局、美妝店就能買到的成藥（也就是非處方藥，簡稱為OTC）。

另一方面，「醫藥部外品」則是作用較「醫藥品」和緩，但還是能對人體發揮某種效用的藥品。添加了厚生勞動省公告認可的有效成分，也達到一定的劑量。舉例而言，藥用牙膏、止汗噴霧、藥用軟膏、生髮劑等都屬於此類。不需要經過藥劑師指導也能販售，所以一般民眾也能在超商和超市買到。我想，截至目前的內容，幾乎是所有讀者都知道的事情。

但是，如果談到與健康有關的食品，內容會變得比較複雜，難以馬上理解。

首先，位於圖6－2最下欄的「健康食品」，只要是基於維持和促進健康所販售的食品，一律統稱為健康食品。營養輔助食品也包含在內。問題是提到健康食品必須符合哪些條件，法律上尚無明確的定義和制約。因此廠商可以在廣告文宣中，任意使用「有益健康」、「有效改善身體健康」、「強身健體」等字眼，也完全沒有公家機關的審查和許可制度。

事實上，幾乎所有的健康食品都屬於此類。不過，屬於這個類別的食品，不能宣稱產品具備「幫助脂肪代謝」、「可降低膽固醇」等療效。如果可以，就像某位從相撲界退休後轉戰演藝圈的男藝人，在廣告中把手放在膝蓋上稍微蹲下來，用膝蓋畫圓一樣，只講「當我膝蓋痛的時候……」是不會有問題；但如果明確提到療效，例如「我的膝蓋不再疼痛」就犯規了（但是那位男藝人在廣告中，精神飽滿地轉動膝蓋，任誰看了都會覺得他的膝蓋已經不痛了吧。不過，他所代言的產品中所含的葡萄糖胺和硫酸軟骨素，根據美國進行的大規模臨床研究證實對改善膝蓋疼痛無效）。

為了防止上述的弊端，日本政府建立了「保健機能食品」的管理制度。其中又分成「特定保健用食品（簡稱為特保）」、「機能性保健食品」、「營養機能食品」三類。「保健機能食品」可以標示機能，例如「抑制脂肪的吸收」、「延緩糖分吸收」。但是，保健機能食品畢竟是食品，不是藥品，所以不能標示疾病的治療與預防效果，不會出現「可減輕體重」、「有預防糖尿病的效果」等標示。不過，保健機能食品這個領域有許多讓人難以置信的現象，有關這點，容我後述。

接著依序介紹「保健機能食品」下的三大種類。

首先是「特定保健用食品」。定義是廠商針對機能性和安全性進行臨床實驗，並且經國家審核通過，認定其具備一定科學根據的食品。由日本消費者廳長官許可。不過，為了收集到足夠的臨床數據（安全性與效果）以通過審查，耗費的金錢與時間都相當可觀。

基於許多中小企業反應特保的申請門檻過高，政府於是放寬了標準，另外新設了「機能性保健食品」。這個類型的食品不一定需要進行臨床實驗，只要廠商出於企業對消費者的責任，彙整有關產品安全性和機能性的文獻資料，事先向日本消費廳提出即可。所謂的文獻資料，就是與欲申請的產品有關的臨床實驗及效果的論文。論文的條件是必須在公開出版物發表，並經過同行評審（有關同行評審機制稍後會再稍微說明）審查通過。我瀏覽了消費者廳的網站，上面寫著「不可因企業的方便，刻意引用提到具有機能性的論文」；雖然政府向業者要求必須秉持著公正的態度收集資訊與進行引用，但一切的作業完全交由企業。說得難聽一點，就是「把麻煩事都交給對方處理」。這種作法等於基於性善說，建立在「相信企業一定不會做壞事」的前提。但是，這種作法難道真的沒問題嗎？

最後是「營養機能食品」。維生素和礦物質皆屬於此類，只要內含的營養量符合國家制定的基準量，不需要向政府提出申請，也無須經過審查。

如同上述，所謂的「保健機能食品」，不但在某種程度上經過國家把關，而且產品包裝也標示著清楚易懂的食品機能，站在消費者的立場而言，應該是能夠安心購買的選擇。事實上，政府也如此宣稱。

但是消費者可能不是很清楚在標示商品的效果與機能這方面，製造或銷售廠商的手法也有取巧的一面（說得難聽點就是掛羊頭賣狗肉）。例如有一種特保的產品標示寫著「適合血壓偏高人士的食品」，廣告中則提到「如果血壓超過ｘｘｘ」，乍看下並沒有問題，但細看就會發現不對勁，因為標示只寫著「血壓偏高的話……」，完全沒提到「血壓會下降」。一般人只要看到是知名大廠出品，上面又寫著「血壓偏高的話……」，再看到充滿暗示性的廣告，應該馬上會產生「只要吃了這種產品，血壓就會下降」的聯想。

因此，我特別找出記錄了這項產品進行臨床實驗結果的論文，仔細研讀。結果發現其中記錄的臨床實驗如下。受試者一共有二十幾名，方法是讓他們每天分別以不同的分量服用預期有降血壓效果的物質，為期四週。結果發現和對照組相比，只要服用此物質超過一定的量達四週的時間，收縮壓（高壓）和舒張壓（低壓）在統計上都出現明顯的下降（圖

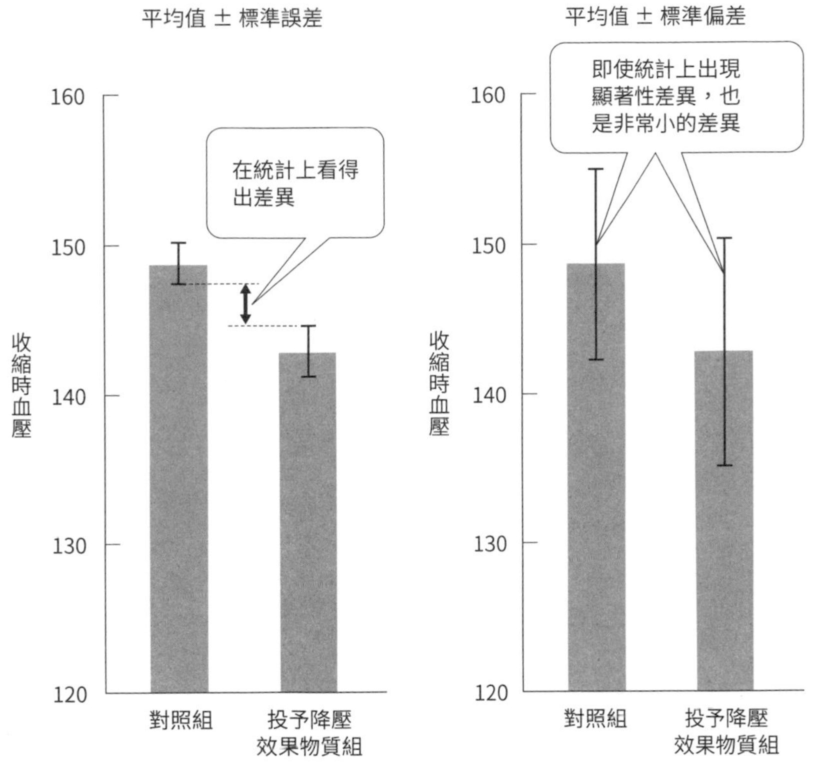

左圖是以平均值±標準誤差表現投予預期有降血壓的物質後所顯示的數據，右圖則是以平均值±標準偏差表示的結果。統計上即使出現差異，卻是很小的差距時，看的人所得到的印象會依照數據的表現方式而有很大的不同。

圖 6－3 標準誤差和標準偏差

6－3左）。

但仔細深究不難發現，雖然統計上的數字確實有差異，例如收縮壓從一四八．六±一．四mg（平均值±標準誤差）降到一四二．八±一．七mg。但檢體數只有區區二十幾人。

我想，量過血壓的人都知道，血壓依照測量的方法出現五～一〇mg的誤差很正常。不論是技術再熟練的人也一樣。但仔細研究這些數字，就會發現論文中出現的是標準偏差而不是標準誤差。以二十名檢體而言，標準誤差是標準偏差除以√20（＝四．四七二），如果以我們經常使用的平均值 ± 標準誤差來表示，就是一四八．六±六．三mg V.S. 一四二．八±七．六mg。

總而言之，兩個數值在統計學上僅有些微的差距，而且檢體數只有二十幾名。因此，一般而言，很難導向明確的結論。換言之，雖然佐證的資料乍看下是有憑有據的科學論文，但只要是專業人士，任誰看了都會發現這是可信度要打上問號的數據。

容我再提醒各位一次，標準誤差就是用檢體數的平方根乘以標準偏差值所得到的數值。因此，標準誤差一定小於標準偏差。比較好幾個群組之間的差異時，如果使用標準誤差，乍看之下是可信度比較高的數據，但是以醫學、生物、醫藥品方面的數據而言，為了準確呈現數據的落差，一般都會使用標準偏差。

我看了其他特保產品的數據，發現結果是大同小異。說不定政府也知道這種情況，所以允許特保標示「適合血壓偏高人士的食品」，但如果標示出「血壓下降」的效果就犯規了。話說回來，用來作為審查資料的論文卻出現統計上明顯有降壓效果的記載。不過，我相信各位不難理解，就算從數字上看出成效，但數據本身的可信度和解讀方式卻有很大的爭議。但日本政府卻以這樣的論文為基礎，進行「特保」的審查工作。再來談談刊登在公開出版物的「通過同行評審的論文」。一般而言，「通過同行評審的論文」具備客觀性，所以可信度高。但實際上是否真是如此呢？

在此我再針對「通過同行評審的論文」稍作說明。一般來說，論文向學術期刊投稿後，編輯群會指名兩三位審查委員，請他們審查論文的內容。審查委員都是同一領域的專家，以匿名制進行審查。審查的作業稱為評審，目的是針對效度進行審查。如果超過一位審查委員判斷論文的內容沒有疑慮，論文就會被刊登。如果審查委員的意見出現分歧，最後則由總編輯定奪；若需要修正，就會向作者要求修正。另一種情況是，如果判定為無法修正，就會將期刊退回。總而言之，通過同行評審的論文，經過了上述的審查流程，看起來其內容的可信度已得到背書。

但是，如果稍微深究不難發現幾個問題。首先是審查委員的選任方法。審查委員的遴選過程並不公開，而且被選出來的人也是同業，所以同業之間很可能會出現「私相授受」的情形。再者，刊登論文的期刊或雜誌，立場是否中立也很重要。順帶一提，前述有關降血壓效果的論文，是由食品業界人士共同成立的公益財團法人所發行，所以在大學的圖書館等處很少有機會看得到。換言之，即使政府訂出的條件是要通過同行評審、在公共出版物發行的論文，但實際的情況和我們的想像可能還是有很大的差距。

基於這點，各位是否依然對「特保經過國家的審查，又得到日本消費者聽長官的許可，所以具備一定的科學依據」的說法深信不疑呢？我個人認為最好不要照單全收。

前述（第三章第二節）提到青背魚富含的DHA和EPA等ω－3脂肪酸，可以降低心肌梗塞發作的風險。這些脂肪酸，以營養輔助食品的型態在市面上隨處所見。不過，最近英國某個研究團隊進行一項以有心臟病史的人為對象、參加者多達七萬人的臨床實驗。實驗中讓實驗組和對照組分別攝取ω－3脂肪酸的營養輔助食品和安慰劑超過一年。最後比較兩者的死亡率，結果發現並沒有出現明顯的差異（JAMA Cardiol,3:255,2018）。

這個結果並不是否定ω－3脂肪酸本身的效果，而是表示以營養輔助食品的型態攝取ω－3脂肪酸沒有效果。雖然這不過是推測的結果，可能的原因包括如果以營養輔助食品的型態攝取，無法攝取到足夠的分量，或者是成分氧化，導致效果不再。無論如何，與其選擇萃取物，直接食用青背魚可能更為理想。

接著談談免疫與營養輔助食品的關連。坊間有許多號稱可以強化免疫力的營養食品。但是，從醫學的觀點看來，至今仍尚未發現可以透過口服投予、對免疫系統發揮作用，使其能力直接提升的藥物，我相信這點也同樣適用於現有的營養輔助食品。

不過，可能也有例外的時候。例如含有乳酸菌的優酪乳等飲品，或許可以藉由調整腸內菌叢，以間接的方式發揮效果，使免疫力多少獲得提升。不過，效果多寡似乎因人而異。另外，像是電視等媒體宣稱的「活菌可抵達腸部，發揮效果」的說法有待商榷。東京大學名譽教授光岡知足曾以小鼠為實驗對象，投予優酪乳後，觀察到其腸內的好菌確實增加了。不過，根據他的實驗，不論投予的是活菌還是死菌，兩者的效果都一樣。由此可見，並不是活菌在腸內經常棲息，所以才發揮效果。

事實上，發現吞噬細胞的俄羅斯知名微生物學家兼動物學家梅契尼科夫（一八四五～一九一六），也曾在距今約一百年前的時代調查優酪乳的效果。他向小鼠投予加熱後死亡的乳酸菌，結果發現和投予活菌一樣，小鼠的壽命也延長了。不過，從現在的眼光看起來，小鼠壽命之所以延長，究竟是因為免疫力提升，還是有其他理由已不得而知。不過，起碼我們可以確定從當時開始，已經知道乳酸菌即使死亡，效果依然不變。

如此看來，電視廣告在拍攝時，似乎沒有參考太多「先人的智慧」呢。不只活菌，連死菌都有效果的原因之一可能是，腸道的先天性免疫系統能感應菌體成分，所以在免疫系統受到刺激的情況下，形成了好菌在腸內容易增加的環境，結果連帶讓身體的免疫力獲得提升。

日本醫師會（日本民間最大的醫學協會）的網頁刊登了有關健康食品與營養輔助食品的意見，內容簡單易懂，以下為各位介紹。

「說到健康食品與營養輔助食品，和一般食品相比是否『更有益健康』、『有改善健康的效果』、『有助於維持健康』，目前仍沒有充分的科學根據。另外，健康食品與營養輔助食品也不是藥物的替代品。還有，『因為是食品，所以可以安心服用』、『因為是天然的成分，所以很安全』都是大眾的誤解。即使是天然成分的健康食品，也可能誘發過敏症狀，或和藥物產生相互作用。尤其是病人、孩童、孕產婦、高齡者和過敏體質的人，更需要多加注意。」

上述內容是多數醫生的意見，也完全反映出我的心聲。不過我想聲明一點，我絕對不是否定健康食品與營養輔助食品的存在。第一，服用了也不會有害處，只要自己服用的感覺良好，吃了覺得很安心，根本沒有理由反對。更何況有些人因為攝取了這些食品，反而讓精神變得更安定。如果覺得有必要，只要注意挑選適合自己的產品就沒問題了。話說回來，只要一想到健康食品市場的規模一年高達兩兆日幣，我還是覺得難以置信。

6-4 壓力是最大的敵人

那麼，如果不想依賴藥物或健康食品維持健康，該怎麼做才好呢？第一個關鍵是避開壓力。貝原益軒也說過「為了維持健康，最重要的是讓心穩定下來，保持平常心」。

不過，每個人對壓力的感受性不一樣。承受同樣的壓力，有些人絲毫不受影響，但也有人的身心都因此產生巨變。目前還不是很清楚如何量化人對壓力的感受性，已知之一的是當人覺得有壓力時，會分泌荷爾蒙之一的皮質類固醇。皮質類固醇若是分泌過量，對免疫系統，尤其是會對T細胞產生抑制作用。事實上，皮質類固醇（類固醇藥劑）也被當作抑制發炎和免疫反應的藥物，用於治療各種疾病。簡單來說，壓力過大會導致皮質荷爾蒙分泌過剩，使免疫機能受到抑制，連帶提高各種疾病發作的風險。我想各位應該都有過因為壓力太大而感冒的經驗吧。

其實，免疫系統並非皮質荷爾蒙過度分泌下的唯一受害者。接受皮質荷爾蒙的受體遍及全身，所以全身都會受到影響。

目前已知的是，神經系統在其影響之下，會引起睡眠障礙、各種精神症狀。雖然尚未釐清其機制，但已有幾項報告指出，在長期承受壓力的情況下，會提高阿茲海默症和帕金森氏症的發病率。

6-5 如何活得很健康？

那麼，該怎麼做才能不受壓力威脅，活得健康又長壽呢？提到如何延年益壽的話題，很多人議論紛紛：到底是遺傳影響較大，還是環境影響較大呢？簡單來說，就是先天和後天之間的角力。不知道各位的看法如何？看看周遭的例子，總覺得長壽的人，好像都來自長壽的家庭吧？基於這點，或許很多人的答案是「長壽和遺傳有很大的關係」。不過，這道題目有個大家常會忽略的陷阱，那就是長壽的人所擁有的生活習慣，可能是沿襲自家人。如果把這點也納入考量，壽命的長短不只受到遺傳的影響，生活習慣的影響力也不可小覷。

有關這點，以下為各位介紹一個年代稍微久遠、但很有趣的研究。丹麥有人以出生自一八七〇年到一九〇〇年這段期間的雙胞胎、總計兩千八百多人為對象，調查壽命與遺傳之間的關係。研究報告在二十幾年前出爐了（Herskind Am et al,Human Genetics,97:319,1995）。結果發現遺傳因素對壽命的影響力僅有二至三成，遠不如環境要因。另外，從美國（Terry DF et al.J Am Geriatr Soc,52:2074,2004）和荷蘭（Beekman M et al.PNAS.107:18046 2010）進行有關長壽的研究，還有慶應大學廣瀨信義、新井康通兩位教授的研究團隊等，針對超過百歲的人們進行的調查發現九十歲以上的長壽者，和一般人相比，除了罹患糖尿病的比例較低，動脈硬化的程度也較輕微，而且罹癌機率也偏低。

從糖尿病和動脈硬化等生活習慣病的程度較低這點看來，長壽者的生活習慣應該普遍較一般人良好吧。如同前述，幾乎所有種類的癌症，都與不良的生活習慣脫不了關係。從這個意義而言，癌症也可以算是一種生活習慣病。如此一來，我們也就不難理解，為什麼人瑞罹癌的傾向會比一般人低了。

目前日本國立癌症研究中心已經公開了「基於現有科學根據的防癌指導方針──專為日本人的癌症預防法」；為了教育民眾，也提出「只要實踐五項健康習慣，就能降低罹癌機率」的宣傳標語（圖6－4）。事實上，這五項健康習慣對想要「活得很健康」的人來說是不可或缺的條件。因此，以下將引用這份圖表，為各位稍作說明。

1.「戒菸」

抽菸不僅會增加罹患肺癌的風險，也會提高罹患其他種類癌症的機率，此外，也是第四章提過的慢性阻塞性肺病（COPD）和突發性肺纖維化的致病要因。兩者目前仍屬不治之症。事實上，日本醫師會的網頁也提到「在二十歲左右開始抽菸的日本人，男性的壽

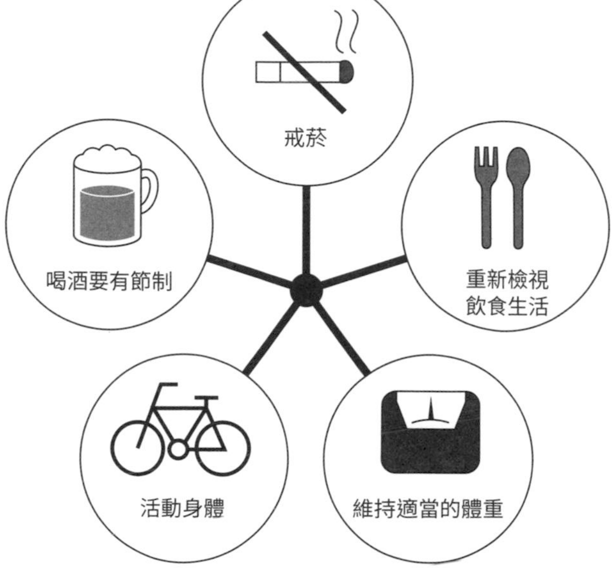

資料根據日本國立癌症研究中心癌症資訊服務「基於現有科學根據的防癌指導方針」所繪製（http://ganjoho.jp/public/pre_scr/cause_prevention/evidence_baseed.html）

圖 6－4　降低罹癌風險的五個健康習慣

命會縮短八年，女性會縮短十年」。香菸的煙是細懸浮微粒（PM二・五），可想而知對身體「有百害而無一利」。順帶一提，貝原益軒在《養生訓》也曾這麼說：「就算有菸癮，對身體也不會有大礙，而且還會帶來些微的好處的說法，其實造成的損失很多。也可能因此導致疾病，甚至還有釀成火災的危險。一旦成癮就戒不了，最好一開始就不要接觸。」說的真是一點也沒錯。

2.「喝酒要有節制」

酒量的好壞因人而異，很難一概而論，國立癌症研究中心所編寫的指導方針如下。

習慣每天喝酒的人，只能任選一種，而且分量都不可超出以下的建議量：

- 日本酒：1合（180ml）
- 大瓶啤酒（633ml）：1瓶
- 燒酒．泡盛（一種琉球的蒸餾酒）：原液120ml
- 威士忌或白蘭地：雙份1杯
- 紅酒：1/3瓶左右

嗯……這個標準對作者（宮坂昌之）而言的難度很高呢。雖然說天下無難事，只怕有心人……（笑）。那麼，貝原益軒對酒又有什麼樣的見解呢？翻開《養生訓》一看，上面已明確指出酒的利弊。以下摘錄其中的一節：「酒是上天餽贈的禮物。淺酌能讓人心情感到愉悅，達到紓解壓力、促進食慾的效果。不快的心情煙消雲散、變得開心。但如果喝太多，造成的危害無可比擬。（中略）飲酒過度而長壽的人非常罕見。但適度飲酒則有助長命百歲。」這段文字對每天習慣晚上小酌的作者可說如獲至寶。

3.「重新檢視飲食生活」

其中最重要的是「減鹽」。目前日本厚生勞動省建議的成人每日鈉總攝取量是：男性不超過八克，女性不超過七克。以現況而言，這也是相當嚴格的標準。因為假設點了一碗拉麵，刻意留下一半的湯不喝，吃下的鹽分還是有四克之多。

其次是「增加蔬果的攝取量」。日本厚生勞動省推動的「健康二一」運動當中，每日建議的蔬菜攝取量是三五〇克。順帶一提，日本人平均每日的蔬菜攝取量據說不到三〇〇克，所以要相當努力才能達到這個目標。以超商販售的沙拉為例，一盒的生菜量大約是一〇〇～二〇〇克，所以只想靠生菜沙拉達標的話，每餐都必須攝取一盒。為了提升攝取蔬菜的效率，建議各位從調理方式下手，除了涼拌、燉煮，也可以做成蔬菜湯、當作火鍋料等。

第三項是「滾燙的食物和飲料要稍微放涼再吃」。溫度太高的飲食會刺激黏膜上皮，若長期持續，會誘發黏膜細胞癌化。相信大家都知道，習慣吃熱食（用茶汁煮成的茶粥等）的地區，罹患食道癌的比例也特別高。

有關飲食的部分，貝原益軒先生也花了相當多的篇幅仔細說明。以下節錄其中一部分的譯文：

「飲食是維持生命的必要之物。但攝取量不可超過必要的程度。人必須克制自己的食慾。如果因為吃太多而服用腸胃藥，就會降低胃部功能。克制食慾需要發揮意志力。千萬不可忘記生病的可怕之處。（中略）所有的飲食，調味以清淡為宜。油膩和調味重的食物不可吃太多。禁食生冷、堅硬的食物。（中略）就算是再好吃的食物也不可過量。因為不論是淺嘗即止，還是放縱大吃，都一樣品嘗了美味。如果因為好吃就大量進食，到頭來只會損害健康，自食惡果。因此，一開始就要有節制，最好只吃八分飽。（中略）腸胃衰弱的人，適合把白蘿蔔、紅蘿蔔、芋頭、山藥、牛蒡等切成薄片，燉煮食用。如果切得又大又厚，或者沒有煮得很透，吃了會傷腸胃。如果用一點味噌或醬油燉煮，再把鍋裡的食材連同煮汁浸泡半天或一晚，再開火煮到滾，就算切成粗塊，也不會對身體造成負擔，而且很美味。」

感覺益軒先生已經預想到所有情況了呢，真是太了不起了。

4.「活動身體」

運動的頻率和強度也是因人而異，很難一概而論。不過，根據日本厚生勞動省的《為了健康的身體之活動基準二〇一三年版》，針對十八至六十四歲族群的身體活動，建議是「每天步行或從事強度超過步行的身體活動達六十分鐘」，再加上「從事強度達到會喘氣流汗的運動每週六十分鐘」。至於六十五歲以上的人，則建議「不論強度，每天活動身體四十分鐘」。這也是相當可觀的運動量呢。若想達標，一定要抽出一段時間才辦得到。

那麼，為什麼運動對身體有益呢？理由應該不少，不過最近受到注目的是，當骨骼和肌肉被使用時所分泌的物質。應該可以將之稱為骨骼和肌肉分泌的荷爾蒙吧。至今只要說到荷爾蒙，各位想到的應該不外乎是從腦垂體、甲狀腺、胰臟等內分泌器官分泌微量到血中、具備強烈生理活性的分子，但最近已證實骨骼、肌肉等各種組織也會製造「荷爾蒙」。

骨骼製造的荷爾蒙之一是骨鈣蛋白（圖6－5）由美國的傑拉德．卡森蒂（Gerard Karsenty）博士的團隊所研究。此物質是骨中的成骨細胞藉由運動所製造而成，釋放到血液後，會促使胰臟分泌胰島素。胰島素能增加膽固醇的合成量，具備降血糖的作用，所以運動也有助於使血糖下降。

卡森蒂博士的團隊發現骨鈣蛋白也會對腦起作用。因為透過小鼠實驗，他們發現骨鈣蛋白基因有缺陷的小鼠，和正常的高齡小鼠一樣，都會出現失智症的症狀。因此，他們試著把年輕小鼠和高齡小鼠的血漿（去除細胞成分的血液）注射到高齡小鼠體內。結果發現只有注射年輕小鼠的血漿時，失智症狀才有改善。如果注射的是高齡小鼠的血漿則毫無效果。另外，如果注射的是骨鈣蛋白基因有缺陷的年輕小鼠之血漿，也沒有改善效果。但是，只要在血漿裡加上骨鈣蛋白，不論是高齡小鼠還是骨鈣蛋白基因有缺陷的小鼠，失智症狀都得到改善。透過研究得知，投予的骨鈣蛋白可穿越血腦屏障，對海馬迴產生作用，使失智症狀得到改善。另外，骨鈣蛋白對男性而言還有其他作用。目前已得知骨鈣蛋白也會對睪丸起作用，促使其製造能增加肌力與肌肉量的男性荷爾蒙（睪丸酮）。從這些實驗結果看來，肌肉運動對全身的器官都會帶來正面的影響，而且可能是透過釋放於血中的物質進行。尤其是藉由肌肉運動促使骨骼製造的骨鈣蛋白，也會對骨骼以外的部分產生作用，例如它還可能促進胰臟分泌胰島素、刺激海馬迴的神經元、增加肌肉量和增強肌力

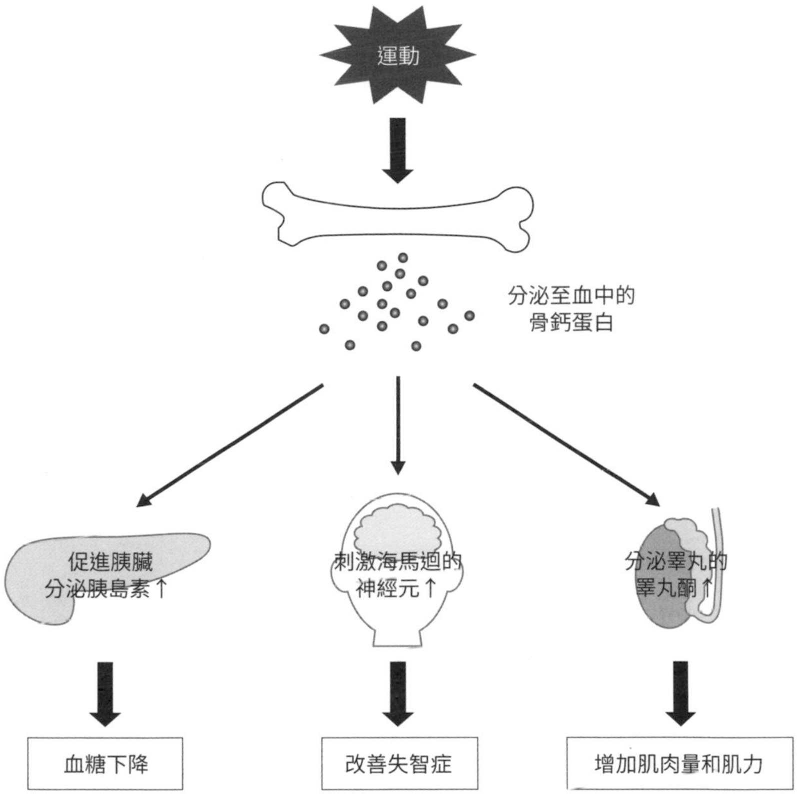

藉由肌肉運動促此骨鈣蛋白分泌，釋放到血液中，不但可促進胰臟分泌胰島素，也有刺激海馬迴的神經元，以及促進睪丸分泌睪酮素的效果。最後，有可能帶來降血糖、改善失智症、增加肌肉量和增強肌力的結果

圖 6-5 藉由運動使成骨細胞製造骨鈣蛋白，對遠隔器官產生作用，帶來各種效果

（圖6－5）。如同上述，透過分子遺傳學，我們也逐漸了解運動有益健康的道理了。

直到最近，也終於掌握肌肉本身會製造具有回春作用的因子。這種被稱為愛帕琳（apelin）的因子是一種多肽（Vinel C et al.Nat Med.24:1360.2018）。愛帕琳在血中的數值會隨著年齡增長而逐漸減少，尤其是肌少症族群（因年齡增長，造成肌肉量減少與肌力下降），數值明顯偏低。透過實驗讓小鼠的愛帕琳基因出現缺陷，陷入肌少狀態後，再投予愛帕琳，結果發現肌少症得到改善。有趣的是，愛帕琳是藉由肌細胞的收縮，以肌細胞製造而成的物質。而愛帕琳除了對肌肉的幹細胞產生作用，促使細胞分裂，也會使肌細胞本身的能量代謝亢進，是肌肉量增加和肌力增加時不可或缺的多肽。「常運動的人看起來比較年輕」是大家耳熟能詳的說法，或許關鍵掌握於愛帕琳。如果真是如此，只要從愛帕琳下手，就有可能針對因愛帕琳減少，導致肌少症的高齡者開發新藥。

5.「維持適當體重」

圖6－6是日本國立癌症研究中心公開的資訊，根據其中的說法，體重不宜過重也不宜過輕，以肥胖度的指標BMI值而言，男性介於二一．〇～二六．九、女性介於二一．

〇～二四．九的死亡風險最低（前述已介紹ＢＭＩ值，計算公式為體重（ｋｇ）÷身高（ｍ）的平方，數值愈高表示肥胖的程度愈高）。

日本人的標準是男性介於二二～二三、女性介於二一～二二，所以根據圖6－6的圖表，即使稍微胖一點也不礙事。不過，也不能放縱自己胖到ＢＭＩ超過二五。

有關體重，貝原益軒先生在《養生訓》也曾經這麼說過：「人出生於天地之間。但是，人為了活得精神飽滿，每天都必須從飲食攝取養分。（中略）不過，飲食也是一種欲望。如果隨心所欲地吃喝，長期下來會損害腸胃。飲食過度，對生命也會造成影響。（中略）身體仰賴從腸胃吸收的養分得到滋養。和草木吸收土中的營養才得以生存是同樣的道理。談到養生之道，首要是調整腸胃。人看到食物就會引起食慾，接著很容易吃太多。即使克制自己只吃七、八分飽，沒過多久，還是會吃到十分飽，把肚子塞得滿滿的，容易脹氣，生病。」說得太有道理了，讓人無話可說。

最後，帶著作者本人的自我警惕之心，為各位複習寫於本章開頭的金句「首先要養成健康的習慣——過猶不及」。發炎也好，生活習慣也罷，凡事若失去中庸之道，就會釀成無可挽回的傷害。請各位注意身體的健康，開心度過每一天。

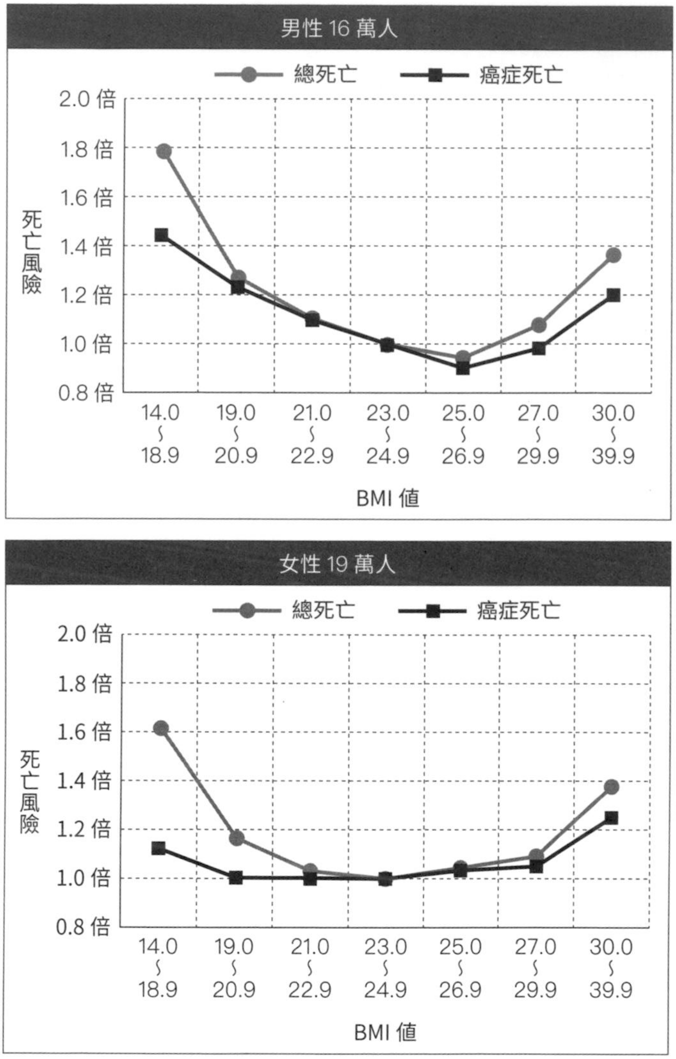

——根據日本國立癌症研究中心癌症資訊服務「基於現有科學根據的防癌指導方針」所繪製（http://ganjoho.jp/public/pre_scr/cause_prevention/evidence_based.html）

圖 6－6 BMI值與死亡率

6-6 慢性發炎研究的將來與展望

最後讓我們一起思考今後有關慢性發炎的研究方向，以及我們該盡的本分。

本書舉了好幾個例子，說明慢性發炎是造成各種疾病的根源。另外，也針對慢性發炎如何產生、惡化的過程，以及最近釐清的幾種現象與機制，進行相當詳細的說明。

不幸的是，慢性發炎是相當頑強的敵人。即使現在的生命科學不斷在進步，仍尚未開發出針對慢性發炎藥到病除的特效藥。

使用皮質類固醇（類固醇）雖然能暫時抑制發炎，但隨著慢性發炎的症狀惡化，身體會對類固醇產生耐受性，換言之就是類固醇的效果降低。這時，如果勉強繼續使用類固醇，就會產生各種副作用，包括容易受到感染、導致骨質疏鬆、罹患糖尿病等。總而言之，慢性發炎不像細菌感染時，可用抗生素治療，至今尚未有特效藥。

因此，目前持續開發的是針對個別的慢性發炎性疾病（因慢性發炎引起的疾病總稱），以抑制特定分子的作用為目的的治療方法。這種療法鎖定特定分子為目標，所以又稱為標靶治療。

拜最近的技術進步所賜，目前已經可以針對個別分子製造低分子量的特異性抑制劑和抗體。在導入ＡＩ（人工智能）和ＩＴ之後，想必上述的治療方法會繼續進化吧。另外，隨著「CRISPR－Cas」這類基因編程技術的進步，使生物體內特定細胞的基因表現產生改變的目標，或許在不久的將來就能實現。舉例而言，包括鎖定免疫細胞或神經細胞，誘導或抑制特定分子的表現。

另外，本書雖然沒有介紹，但是由京都大學的山中伸彌教授所開發、利用ｉｐｓ細胞治療的方法，應該再過不久就能實用化。比如說，在試管內從ｉｐｓ細胞製造特定的細胞，再將之移植到人體。事實上，用這個方法將一部分的細胞（神經細胞和血小板）移植到患者體內的臨床實驗已經開始了。

另外，最近透過其他的研究，已逐漸釐清循環器官、消化器官、內分泌組織、免疫組織等身體系統絕非各自獨立運作，而是在互相影響的狀況下各司其職。此現象稱為器官關聯。簡單來說，器官之間存在著機能性網絡，對維持生物體的恆常性扮演著重要角色。但是，我們對此網絡的理解還停留在初步階段，關於有哪些分子在不同的臟器之間發揮作用等具體內容，僅掌握了其中一部分。

舉例而言，我們已經知道免疫系統的作用受到神經系統強烈的影響，但說到免疫系統是透過何種機制受到神經系統的支配，目前掌握的資訊只有些微的一小部分。一般認為，以慢性發炎造成的種種疾病而言，上述的器官耦合應該也發揮了重要的影響力。持續發炎的原因可能是器官關聯出現障礙，導致各種惡性循環產生，使維持體內平衡（生物體的恆常性）的機構無法順利運作。但是，這個部分仍屬於研究幾乎沒有進展的領域。

另外，個體之間因年齡差異造成生物體內反應的速度快慢和程度也各有不同。時間軸在生物學的反應上也是重要的因素。如此一來，當我們進行有關慢性發炎的研究時，也必須將三次元加上時間，亦即以四次元式的思考納入考量。

以上述方式網羅多數慢性發炎性疾病患者的時間軸（＝治療過程），並將數據完整地收集和統合起來很重要。如此一來，包含時間軸在內，可以建立有關大規模慢性發炎性病患者的資料庫。至今為止由不同醫師和醫療機構，分別為患者進行的慢性發炎的診斷、治療、檢查結果等，若能有系統地統合成共通的資料庫，就可能讓醫師、研究人員、醫療從業人員之間達到資訊共享。海外已有利用ＡＩ進行新藥候選和開發檢查方法等。這種做法對今後以釐清慢性發炎機制和開發新治療方法的研究者們來說，應該能提供很寶貴的知識見解吧。

另一方面，為了理解複雜的全貌，將整體分解成各個部分的「還原主義化方法」固然重要，但也不可忽略針對個體的「偏向全身性的統合式方法」。

例如以個人能力所及範圍而言，計算自己每天攝取的熱量，並養成適度運動的習慣，且藉由呼吸法、瑜伽等調整全身的狀態也很重要。為了減輕來自工作的壓力，思考如何改善工作的方式和調整工作時間是關鍵。重新檢視時間的運用方式，挑戰新事物，都是有助消除壓力，又很值得的改變。如此一來，即使身體出了一些狀況，與其追根究柢找出病因，不如藉由全身性的調理，改善器官耦合，讓整個身體系統的功能獲得修正。

當然，在某些情況下使用營養輔助食品也是可行之道。我認為營養輔助食品在某種程度上能提供安全感，讓人覺得吃了好像有得到改善。要注意的是，坊間販售的產品，很多有廣告誇大不實的情形，千萬不可過度依賴。舉例而言，與其服用號稱可降低內臟脂肪的健康食品，不如從每天攝取的熱量著手，再加上一定時間的有氧運動，以雙管齊下的方式進行，不但更有效果也有益健康。

以上是本書針對身為萬病之源的慢性發炎，為各位介紹的最新的知識與見解。不知在各位眼中，慢性發炎的真面目是否變得稍微清晰一些，而不再是實體不明的「鵺」（參照第一章）呢？不曉得各位是否能夠理解，藉由掌握慢性發炎的機制，預防慢性發炎的發生已不再是空想；即使已經發生了，也能將症狀減緩至一定程度。

遺憾的是，世上仍有許多為慢性發炎所苦的患者。想到這點，我們每一位研究者，即使面對諸多難題，也只能勇往直前。不論是基礎研究還是臨床研究都一樣。因此，我們需要有更多立志在醫學、生物學、藥學等生命科學深耕的新血加入，唯有更多的年輕人投入慢性發炎的研究領域，才可能造福更多患者。另外也少不了研究經費，還有國際之間的合作。最後，我懷抱著透過努力所得到的研究成果，終有替苦於慢性發炎性疾病患者帶來一絲曙光的期望，在此為本書劃下句點。

本書受限於頁數的限制，無法列出參考文獻。
煩請各位從Bluebacks的官網（http://bluebacks.kodansha.co.jp）的「已出版書籍一覽表」輸入本書

的日文書名檢索，就能連結到參考書目的網址。

參考書目URL

http://bluebacks.kodansha.co.jp/books/9784065144343/appendix/

後記

本書是父親（宮坂昌之）和女兒（長女：定岡惠）共同合作的作品。大多數的內文由父親撰寫，而女兒除了提供自己的看法與建議，也負責描繪搭配內文的插圖。父親再針對完成的插圖發表自己的意見。就這樣，在雙方反覆推敲，一再琢磨之下，終於完成了本書。這次的共同作業很愉快。在這個過程當中，昌之的內人悅子也受邀一起閱讀原稿，讓我們得到她從一般人的立場所發表、直言不諱（有時很嚴苛）的意見，替本書的內文和插圖進行補強與修正。另外，講談社學藝部「Bluesbacks」編輯部的高月順一先生，也適時地以淺顯易懂的方式，提供我們寶貴的建議。當然，在本書的製作上，也承蒙其他多位人士的大力相助。尤其是大阪大學呼吸器官．免疫過敏內科的熊之鄉淳教授、京都大學皮膚科的椛島健治教授、順天堂大學生化學的横溝岳彥教授、國立神經精神病學中心的精神病學研究所的山村隆免疫研究部長、昌之的同卵雙胞胎弟弟，同時也是東京醫科齒科大學的宮坂信之名譽教授，更提供了寶貴的意見與回饋。

慢性發炎正如沉默的殺手其名，不但會悄悄潛入體內侵蝕我們的健康，也和多種眾所皆知的疾病其發病與惡化息息相關。因此才會被稱為「萬病之源」。可惜的是，日本政府直到最近才理解研究慢性發炎的重要性並挹注更多資源。有關慢性發炎的研究，從二〇一〇年到二〇一七年這段時間，以國立研究開發法人科學技術振興機構（JST）與國立研究開發法人日本醫療研究開發機構（AMED）推動的〈AMED－CREST研究：炎症的慢性化機制之闡明與針對控制的基礎技術的研發〉為契機，得到長足的進展。政府在此項研究投下了大量的研究經費，參與研究的團隊都是日本國內的一時之選，在他們不眠不休的努力下，原本實體像「鵺」飄忽不可捉摸的慢性發炎，也逐漸褪下神祕的面紗，讓我們看清他的廬山真面目。之後，以上述的研究成果為基礎，也重新展開了名為《透過生物體組織的適應‧修復機制的時空間之解析，理解生命現象與醫療技術種子之創出》的「AMED－CREST」研究。希望透過這些研究的進展，開發出能夠使飽受慢性發炎等疾病之苦的患者們，改善症狀的方法與防範未然的預防方針。

慢性發炎會對健康造成強大的威脅。在慢性發炎的預防上，本書若能略盡棉薄之力，對作者而言將是最大的喜悅。

二〇一八年十二月　作者

詞彙表

國家圖書館出版品預行編目資料

免疫與疾病的科學：慢性發炎預防訣竅與新型治療方法 / 宮坂昌之, 定岡惠著；藍嘉楹譯. -- 初版. -- 臺中市：晨星出版有限公司, 2021.10
面；　公分. -- (知的!；185)
譯自：免疫と「病」の科学：万病のもと「慢性炎症」とは何か
ISBN 978-626-7009-59-8(平裝)

1.自體免疫性疾病 2.保健常識

415.695　　110012874

填回函
送E-coupon

知的！185

免疫與疾病的科學：
慢性發炎預防訣竅與新型治療方法
免疫と「病」の科学

作者　宮坂昌之、定岡惠
內文圖版　定岡 惠、さくら工芸社
譯者　藍嘉楹
責任編輯　吳雨書
執行編輯　曾盈慈
封面設計　許瑜容
美術設計　陳佩幸

創辦人　陳銘民
發行所　晨星出版有限公司
407 台中市西屯區工業30路1號1樓
TEL：04-23595820　FAX：04-23550581
Email：service@morningstar.com.tw
http://www.morningstar.com.tw
行政院新聞局局版台業字第2500號
法律顧問　陳思成律師
初版　西元2021年10月15日　初版1刷

讀者服務專線　TEL：02-23672044 / 04-23595819#230
讀者傳真專線　FAX：02-23635741 / 04-23595493
讀者專用信箱　service@morningstar.com.tw
網路書店　http://www.morningstar.com.tw
郵政劃撥　15060393（知己圖書股份有限公司）
印刷　上好印刷股份有限公司

定價420元

ISBN 978-626-7009-59-8